八面當風

絕處逢生

溫嬪容醫師 著

目錄

自序

災疫有眼

溫嬪容

災疫有眼，疾病有眼，人心有眼。

2019年，新冠肺炎病毒發難，全球肆虐。到了2021年，越演越烈，直至年底，全球已超過2.89億人染疫，超過545萬人死亡。台灣有17050人染疫，850人死亡。

2020年，澳大利亞森林火災，持續燃燒5個月，草地變乾土，15億隻動物死亡，許多動物滅絕，並排放了4億噸二氧化碳。

科學家發現北極圈出現異常高溫48度C，永凍層被融化，北極熊失去了家園，十萬隻海象被逼上絕路，集體跳崖自殺。埋在冰凍層之下的遠古病毒會不會被釋放出來？

2021年3月15日，紐西蘭克馬得群島，發生8.1級强烈地震，太平洋地區各地都發生海嘯警告。

同年7月14日，比利時、德國、盧森堡、瑞士等國家發生洪水，導致多條河流決堤，造成洪災。

同年9月11日，西班牙老昆布雷火山爆發，發生地震，熔岩摧毀450多座建築。

同年，非洲馬達加斯加國南部，面臨40年最嚴重乾旱，114萬人食物短缺，樹皮被啃光，只剩泥土、酸豆。

同年，全球氣候升溫，歐洲、亞洲、大洋洲等地區鬧乾旱。

2021年聯合國評估報告：本世紀至少有15億人，受到乾旱直接影響，經濟損失累計約1240億美元。乾旱會不會成為下一個大流行？沒有疫苗可對抗的大流行。

地球村上的地球人，經歷了嚴酷的2021年，在災疫之眼下劫後餘生的人，要怎麼面對未來的世界？

疾病有眼。2020年，國人十大死亡原因：一、癌症，55歲以上占86%，其中肺癌、肝癌名列前一、二名。肺癌發生率占亞洲第一名，占全球第15名。二、心臟病。三、肺炎。四、腦血管疾病。五、糖尿病。六、事故傷害，以1～24歲年齡居多。七、高血壓疾病。八、慢性下呼吸道疾病。九、慢性肝病。十、肝硬化。肝病就占了3項。

依世界衛生組織發佈資料：2019年全球死亡原因，頭號殺手是缺血性心臟病，達890萬人。二、中風。三、慢性阻塞性肺病。四、下呼吸道感染。五、新生兒疾病。六、氣管癌、支氣管癌、肺癌。七、阿爾茲海默症及其他痴呆症，女性占65%。八、腹瀉，達150萬人。九、糖尿病，增加幅度高達70%，男性占80%，為男性死亡人數增加最多的原因。十、腎病，由第13位竄升至第10位，達130萬人。

在新冠肺炎病毒漫天橫掃全球之下，猴痘、拉薩熱、手足口病（腸病毒）、麻疹病毒、茲卡病毒、A型肝炎病毒、屈公熱病毒、登革熱病毒、霍亂病毒等十大殺手，搶著遊戲人間，暗潮洶湧，助紂為虐。在疾病之眼下死裡逃生的人，心驚膽戰，心有餘悸。

人心有眼。世界人種之多，文字種類之繁，於是上帝把真理寫在天地之中，寫在災疫之內，把天眼放在心中，把抗疫秘笈放在心眼內，用心就能讀它。

愛因斯坦曾說：「當科學家努力攀登上一座高峰時，卻發現神學家早就坐在那裡了。」

面對世紀大疫劫難，每個人都在接受「烤」驗，與「拷」驗，被蒙蔽的人心之眼，需勇猛開視，因為沒有一個敵人，比病魔更兇狠更殘酷。

當時代的錯誤，大到一定程度時，人們只能去追究那些可控的錯誤。有人犧牲，有人重生。如果無法振臂高呼，支持那些已覺醒的人，也不要故意沉睡，或裝睡不醒，即使醒來更痛苦。

如果卑鄙是卑鄙的通行證，那麼高尚是不是高尚的墓誌銘？經歷了世紀大疫難，有如走過一次修行道場，災疫之眼，疾病之眼，人心之眼，眼眼相扣。走過劫難，誰能在污而不染？在禍而無殃？柳暗花明之村又在等誰？是不是那些善良、虔誠而敬畏上帝的人？

本書著墨：視網膜剝離手術失敗後如何回貼？如何尋找暴聾聲機？斷食療法

隱憂何在？膽結石可以不開刀嗎？子宮頸癌是子宮頸出了差錯嗎？人工受孕失敗後如何收拾殘局？房事如何成為養生術？生死之交何以丟了魂？死前有哪些徵兆？如何避免乾癬的皮鞭？……等等。

中華民國111年1月1日於台灣台中

一微塵

醫生的職責是什麼？治病的目的是什麼？如果所治的病症，暫時度過了一關，後遺症卻使病人，永遠陷入無限的痛苦，到底是治，還是不治？

有一對夫妻，夫58歲，妻39歲，生了一個女兒。辛苦的工作，為家庭經濟打拚，雖曾有二次懷孕，卻因為教養孩子的經濟負擔太重，毫不考慮的，就直接打胎。隨著女兒成長到13歲了，家庭經濟進入小康，為了給女兒添個伴，於是想再生一個孩子。

小倆口沒有不孕的煩惱，很快就心想事成，傳出喜訊。先生算是老來得子，自是欣喜若狂，女兒升格當姐姐，更是喜上眉梢，迫不及待。媽媽定期的產檢，結果都是一切正常，胎兒安康。

到了預產期，媽媽產道開了7公分，卻沒有子宮收縮的產痛，羊水也沒有破。

在醫院，護士先叫孕媽腹部用力，試著生產。孕媽卯足了勁，還是沒有宮縮，沒有產痛，羊水也沒破，當時醫生也未在現場。

護士逕自將羊水戳破，請孕媽再用力生生看，結果胎兒仍無動於衷，是不是她知道人世險惡，不敢下凡塵？護士請醫生趕快來處理。

經過醫生緊急處理，終於，子宮開始收縮了，孕媽的肚子開始陣痛，而且很快的就生出了一個女嬰孩，小妮子呱呱墜地，竟沒有哭聲，而且嘴巴是暗紫色，呼吸聲、心跳聲都很弱。

是不是那個被打胎的嬰靈在作怪？心生怨氣，好像是說：媽不生下我，我也不讓妳生。

醫生將小嬰兒急送加護病房，做低溫處理，終於救回一條小生命，好險啊！

小嬰孩，不會吸奶，不會吞嚥，只好插鼻胃管餵食。焦急的爸媽，會診大醫院的中醫部，請針灸科主任給小嬰兒針灸。做父母的，只要有一點，能救小寶貝的希望與機會，都不肯錯過。

針灸醫生幫小嬰兒針了兩次之後，說他無能為力。爸媽心急如焚，到處打聽醫生。當櫃檯小姐接到電話，說是剛出生嬰兒要掛號時，愣住了，剛出生就要看病，好可憐哦！

10天後，才排到看診時間，小嬰兒剛好滿月。聽完了媽媽的敘述，懷抱的嬰兒，好瘦小，像個小小不點，一直哭不停。媽媽拿出小嬰兒的醫生診斷書，病名是：新生兒缺氧缺血性腦病變。

我看了之後，心情一直往下沉，沉重啊！醫學倫理，醫生職責，治病目的等等的質疑，激烈碰撞、掙扎。這個小嬰兒，即使度過目前難關，前程佈滿荊棘，一步一比一步艱苦。這對於小嬰兒、父母、家庭，將會是極為沉重的經濟負擔，和精神折磨。

新生兒缺氧缺血性腦病變是什麼

※又稱周產期窒息。指生產前後，胎兒和母親之間的氣體交換或血流，受到

阻礙，造成胎兒腦部及器官，產生缺氧與缺血的傷害，引發呼吸中止，導致腦部容易產生不可逆的損傷，嚴重甚至產生永久性神經學後遺症。

※新生兒得此病，占活產2‰～4‰，對母體、胎兒皆危險。

※新生兒得此病，死亡率占10%～20%，為足月新生兒死亡的常見原因之一。

※新生兒得此病，存活者，會產生神經學的後遺症，占20%～45%。像骨牌效應，後續持續腦部大量損傷，更多的神經細胞死亡。新生兒變成苦命兒。

追討新生兒缺氧缺血性腦病變的元兇

造成新生兒缺氧缺血的原因紛雜：

※母親嚴重貧血，藥物中毒，過度吸菸，喝酒。

※母親胎盤功能差，影響胎兒呼吸、血流，甚至造成呼吸窘迫，胎兒心音異常。

※母親生產時出血過多，或昏迷。

※妊娠高血壓，子癇前症（妊娠毒血症）。

※前置胎盤，胎盤早期剝離，胎盤功能不全。

※胎位不正，低位胎盤。

※臍帶繞胎兒頸部或肢體。

※胎兒患有先天性心臟病，臍帶血流阻斷，核黃疸。

※胎兒頭過大，母親骨盆過小，增加生產阻力。

※分娩時，胎兒頭卡在產道過久，產程延長。

※急產，宮縮過强，產鉗助產。

※羊膜早破，超過12小時。

新生兒缺氧缺血性腦病變的悲苦

雖然胎兒、新生兒對缺氧的耐受力，比成人强，但是新生兒缺氧缺血性腦病變的症狀，仍是令父母難以承受的重。

※運動發育遲緩，長到二個月不會抬頭、不會笑。四個月不會翻身。六個月不會坐。八個月不會爬。

※體重增加異常或困難。

※易驚嚇，對突發的聲音，體位的改變，很敏感而似驚嚇。

※常半張著嘴。吃飽了，仍易餓，找奶吃。

※吸吮能力弱，頻吐沫，舌頭不停來回伸出。

※運動很少或很多，運動多為刻板式。運動僵硬不自然。

※難穿衣，不展拳，不易將拳頭掰開，四肢乏力，肢體僵硬或軟綿綿。

※長時間哭鬧，甚至整夜哭不停，入睡困難。

※易非常敏感或激動。

新生兒缺氧缺血性腦病變的未來的遭遇

新生兒缺氧缺血性腦病變後遺症，呈持續性，骨牌效應，是叫人難以跨越的萬丈深淵！

※輕者，暫時性的腦水腫。

※發育遲緩，肢體障礙。

※腦性麻痺，神經發展異常。

※腦萎縮，更多的神經細胞死亡。

※癲癇，腦波異常。

※智能障礙，認知困難，語言困難。

※聽覺障礙，千呼萬喚不回頭。

※視覺障礙，兩眼瞳孔大小不一，手眼協調遲緩。

※易吸入性肺炎，皮膚特別蒼白或紫紺。

※新生兒硬腫症，全身無力。

※低血鈣，低血糖，常抽筋。

※新生兒顱內出血。

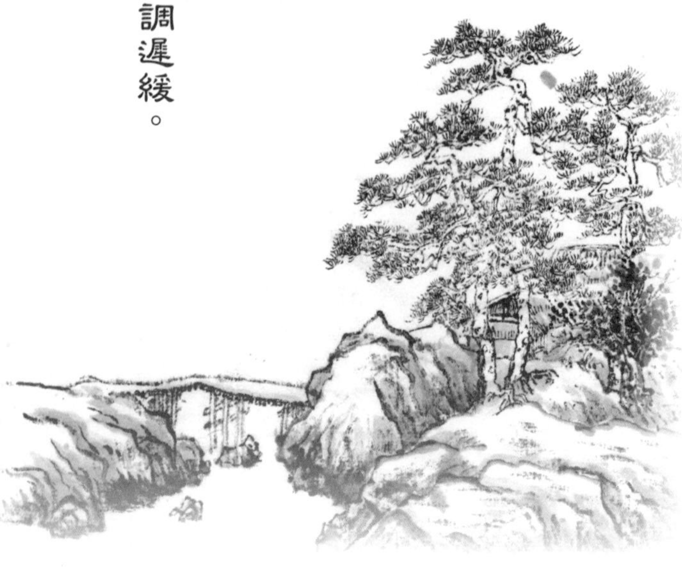

※嚴重時，常昏睡，無明顯自主動作、反射動作，甚至死亡。

拯救苦命兒

目前對新生兒缺氧缺血性腦病變的治療是低溫療法。

※最佳時機：出生後，黃金6小時。

※方法：採取全身性冷卻，或局部頭部冷卻。

※目的：將中心體溫降至33～35度C，持續72小時。

※收尾：之後，漸回升體溫，至正常溫度。

低溫療法作用

※在腦細胞凋亡前，採取腦部保護措施，降低損傷。

※降低腦部代謝率。

※減少興奮性神經傳遞物質釋放。

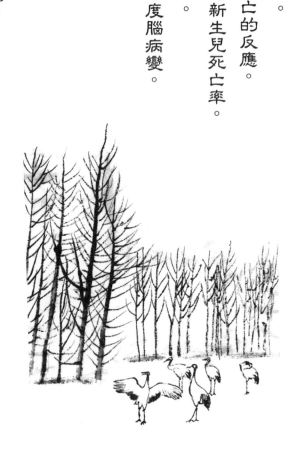

※減少自由基的釋放。

※抑制細胞凋零、死亡的反應。

※減少周產期窒息的新生兒死亡率。

※減輕重大神經障礙。

※尤宜新生兒患有中度腦病變。

低溫療法風險

※心血管不平衡。

※電解質不平衡。

※皮膚軟組織易凍傷。

※此療法，無法改變原發性代謝障礙所造成的傷害。

針灸處理

剛滿月的嬰兒要怎麼針灸?要看小嬰兒的承受力。面口合谷收，就先針反應刺激較强的合谷穴，用5分針。下針後，小嬰兒就開始哭，對痛覺有反應，算是好事，而且緊握的拳，張開了。第二針，補氣血，針三陰交穴，與合谷穴，一陰一陽，平衡互濟。小孩是純陽之體，行氣快，留針10分鐘即可。

第2次針灸，小嬰兒頭部還很軟，無法吞嚥的問題，取印堂穴，該穴通咽喉部，兼安神，通督脈。第3次針灸，加針足三里穴，補後天濟先天。媽媽說，嬰兒有吸吮的動作，可吸到1~2口奶水。此次針灸，嬰兒正熟睡，針灸時未哭，出針時才哭，而且哭時有眼淚。

之後，開四肢關節，加針合谷、太衝穴。等頭部長好，預防智能障礙，可針百會、四神聰穴，用以刺激頂葉。失用症，針合谷、太衝穴，刺激頂葉後半部訊息增强。預防運動障礙，針頭皮針運動區。語言障礙，針語言一區。語言和平衡問題，針頭皮針暈聽區、語言三區。

理解認知力，針足三里、太谿穴，用以刺激顳葉的血流和功能。視力障礙，針腦戶、玉枕穴。視力要刺激枕葉，針攢竹、風池穴，用以增加枕葉的活動訊號。以上都是將來要針灸的著力點。

請媽媽幫嬰兒洗澡後，按摩每節脊柱。平時多按合谷、足三里、太衝穴，每次9下。

新生兒缺氧缺血性腦病變，一大串問題，都要依小嬰兒的長成狀況，見症治症，隨症處理。那是遙遠而沒有止境的療程，而且可能只是緩解症狀。望著小嬰兒，看了就叫人心疼，我的心情非常沉重。

為了幫助小嬰兒，我介紹2位大師給她父母，一位是南部的針灸大師，可惜，他不接受未滿1歲的病人。一位是北部針灸大師，對神經學的病變很拿手，可是針灸一次要3千元，父母也負擔不起。想想嬰兒長到20歲時，父親近80歲，早已無工作能力，要怎麼支付醫療費用啊？我聽了也很傷痛！

我向媽媽粗略說明，嬰兒未來要遇到的問題，可能治療一輩子，辛苦養了一輩子，小孩終身都無法叫她一聲：「媽」！媽媽聽了，傻住了，她根本就不知道，事實有那麼殘酷，悲悽無助，滿滿的滄桑淚，滴灑在嬰兒的臉上。

人生充滿了，太多的無能為力，即使已經盡全力了！之後，因為新冠肺炎疫情嚴重，就沒再見到那個苦命兒。

《道德經》說：「天地不仁，以萬物為芻狗」。天地是自然存在的，天地不會感情用事，對待萬物一視同仁，無所偏愛，依其自然規律變化，任其生長，自生自滅，不加干預。人命有如一微塵，嗚呼哀哉！

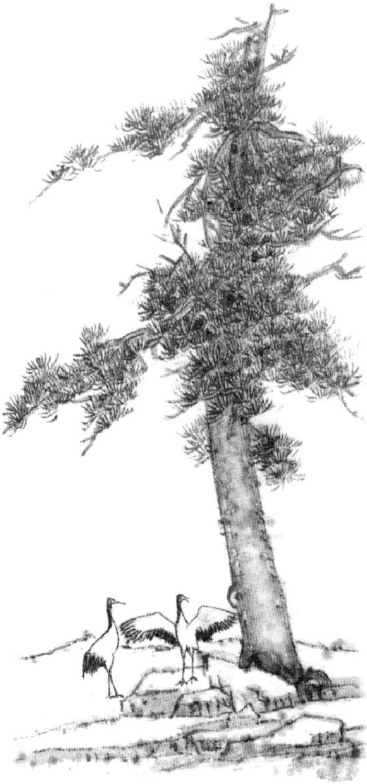

青樓一笑萬金錢

太陽每天東升西下，千古以來，從未停止，從未休假。太陽神每天看著，陽光底下，上演著蒼生百態，熙熙攘攘為誰忙？

一位40歲男士，長得五官清秀，身材高大。如果不看他的眼神，不看頭上凹凸不平的刀疤，和還未說話的臉，算是英俊。但他總是斜眼看人，神光輕漫，好似大少爺，如果目光與他接觸時，會讓人很不舒服的自然避開。

這麼年輕的少爺，卻是坐著輪椅進來。推著他進來的是一位女士，她面無表情的敘述，這位男士已中風2年了，在西醫復健，沒多大進展，仍然走路不穩，左手左腳無法使力，左手的張力還很强，想試試中醫。

針灸處理

過了黃金時期的中風治療，很花時間，療效又慢，還好少爺算年壯，應該還有進步的空間。中風，用頭皮針法，針百會透向前頂穴，3針排刺，頂顳後斜線上1/5，中2/5，約百會旁開0.3寸，透向曲鬢穴。

促腦周循環，並預防再次中風，針百會、風池、頭維穴。緩解肢體張力，針頂顳前斜線，約正營透向懸釐穴、太衝、合谷穴。輕微口眼喎斜，針患側顳後線，約率谷透向曲鬢、懸釐穴。

角弓反張，針枕上正中線，約强間透腦戶穴、枕上旁線、頭維穴。上肢曲伸不利，針風池、曲池、合谷穴。下肢曲伸不利，針陽陵泉、足三里、崑崙穴。久中風，經絡失養，補氣血，針足三里、三陰交穴。補腎水上濟腦髓，針百會、湧泉穴。每周針灸一次。

少爺每次來針灸，照顧他，推他坐輪椅來的女士，都是滿身大汗，氣喘吁吁的。只要下雨天，風太大，針灸就會缺席。有來針灸時，少爺對女士很囉嗦，口氣很大，好像在對下女說話，女士都面有難色，沒有回應。我看在眼裡，一直不敢稱女士為太太，心想，哪有夫妻是這樣對待的？

有一次，櫃檯小姐叫那位女士為某太太，並交待她先生有關掛號和拿藥事宜。那位女士，馬上回應說，她不是他的老婆。哦！不是他妻子，竟服侍他半年，沒有間斷，而且沒見過少爺其他親人，送他來針灸。

我好奇的問女士：「妳是他的親戚嗎？」女士搖頭，沒回答，我再問：「他的親人呢？怎麼都是妳帶來針灸？」女士愣著沒反應。病人的家庭狀況，往往會影響病情。有時病人不講，我就沒多問，尊重個人隱私。

一個下著大雨的天，少爺沒來針灸，女士前來拿藥。她膽怯怯的回應，上次我提的問題。那位男士家庭富裕，是個紈絝子弟，常常進出風月場所。有一次，就在酒酣耳熱，陣陣高潮中，中風了，送去醫院緊急開刀。醫生先在頭顱打2個洞，將頭顱掀開，清除腦內瘀血、溢血。頭蓋骨放冰箱。

一個月後，醫生說，健保住院期限到了，病情穩定，少爺可以出院了。要出院前，才將頭蓋骨放回腦袋，難怪少爺頭上2個大凹洞。少爺的哥哥來接他出院，卻不是往回家的路上駛去。哥哥把弟弟載到荒郊野外，把他放下，頭也不回的就走了。怎麼會這樣？

原來，少爺花天酒地，不務正業，仗著家裏有錢，不工作，沒有經過自己血汗賺來的錢，不珍惜。青樓一笑萬金錢，過著金迷紙醉，醉生夢死的生活。連父親過逝，少爺都還在風月場所鬼混。家人從此不理他，覺得讓他去死死ㄟ好了。這個敗家子，沒有資格繼承，父親辛苦賺得的財產。

被拋棄在路上的少爺，趕緊打電話給這位女士，求救。女士趕來接他，經過一番折騰，才把少爺安頓在一家療養院，已2年了。少爺的家人，從沒來探望過他。

我問女士：「住療養院，一個月要花多少錢？」她說要3萬。我又問：「那妳自己的家庭呢？家人沒有意見嗎？不會反對嗎？」女士低下頭來，半天不說話。

停了一下，她才說：「家中只有我和一個小孩，相依為命。」所以，女士要養一個小孩，和這位少爺。我擔心她的經濟，又問：「妳的職業是什麼？」這回女士倒很爽快的回答：「八大行業。」哦！八大妹，八妹，很辛苦！很感人！

因為八妹捨不得花計程車錢，每次少爺針灸，都是從療養院推著輪椅，走了近2公里的路，有時太陽還很大。八妹150公分，少爺176公分，小女人推著大男人，小蝦米推著大鯨魚。

難怪每次到診所時，八妹都是氣喘吁吁，滿頭大汗，下雨天就缺席。而這位少爺對恩人的態度，竟頤指氣使，嫌東嫌西，還在耍帥，叫人怎麼看得過去？想要病好，是要用德來交換的，負面的場，也會讓病程拖長。

少爺似乎自暴自棄，似乎把所有的怨氣，都發洩在八妹身上。於是，我開口了：「年輕人，你現在是壯年，中風後遺症，不該拖那麼久，還沒什麼進展。你不想病好，誰也幫不了你。你不要把自己的錯誤，拿來懲罰別人。」少爺聽了惡狠狠的，怒目而瞪。還好少爺是坐在輪椅上，否則，可能他就一拳揮過來。

我拉下臉說：「以後，什麼事情，都要自己做，你還有一肢健康的手腳，可以自理生活。你的手腳不鍛鍊，就會越來越僵硬。你看，她要上班，要照顧她自己的家，還要照顧你，狠辛苦！不要老是耍少爺脾氣。」少爺聽了，滿臉不高興。

回頭，我對八妹說：「妳不要心軟，只要他使喚妳，妳就幫他做得好好的，穿衣穿鞋、洗澡、上廁所，不要再幫他做了。大小便要他自己去廁所，爬也要讓他爬著去，尿幾次褲子，他就會進步得快。吃飯，更不要餵他了，他不肯自己吃，就讓他餓著。妳做得越多，他好得越慢，他的福報，也會越來越少。」少爺聽了，氣急敗壞，好像在說，這關你屁事。

八妹的委屈，向誰訴？看了叫人心疼！之後八妹如有什麼不舒服，我就幫她針灸，順便送她幾針。有一次，下雨天，八妹來拿藥，我低聲的對她說：「做人要有骨氣，不要隨便讓男人踐踏，善良要有智慧。他如果不配合，不自己打理，就不要理他，斷了他的後路，破釜沉舟，他就會站起來，也會好得快一點。」我該助八妹一臂之力嗎？

一年了，我對少爺說：「按你的氣色，你應該調理得不錯了，以後輪椅，只能停在診所門口外，你必須自己走進來，我才要幫你針灸。」少爺愣住了，眼神質疑，醫生說的話，是真的嗎？怎麼有這麼狠的醫生？

第二周，少爺要針灸的時間，我特別注意，輪椅到了門口，我吆喝著：「自己走進來，不然，就別進來。」少爺硬著頭皮，拄著枴杖，八妹很吃力的扶著他，費了九牛二虎之力，滿臉苦楚，滿頭大汗，才進入診間，苦不堪言！

回去以後，少爺才真正開始，認真訓練自己走路，不想在診所，再丟人現眼。生活也開始練習自理，說話態度溫和許多。少爺狀況改善，於是搬出療養院，八妹的重擔終於減輕許多。

半俠半義八妹情，恩怨薄幸寄青樓。
半殘半廢浪子心，江湖青樓浮中沉。

張飛打岳飛

《三十六計》中，第十四計是借屍還魂。意即將無用的東西，或消失的事，假借別的名義，以新姿態出現，借以發揮作用。

最早借屍還魂的傳說，來自八仙過海中的鐵拐李，他的原名叫李玄，西元前418年出生，是道教八仙之首，在華山修煉，師承太上老君。

原本李玄是一位長得十分魁梧的美男子。有一天，他的靈魂出竅，赴老君之約，神遊三山五嶽，行前囑咐弟子，看好他的肉身。李玄卻流連忘返，過了幾個時辰，仍未歸。

李玄的軀體漸變僵硬，徒弟以為師父已死，將其火化。待李玄神遊歸來，已無軀體可入，恰巧一位餓乞丐剛過世，李玄的靈魂，便依附乞丐的肉身。李玄借屍還魂後，蓬頭垢面，坦腹，跛足。李玄將乞丐所用的竹竿，噴口水，變成鐵杖，行乞於市，被稱為「鐵拐李」，享年102歲。

※※※

台灣民間，發生一起轟動武林，驚動萬教的借屍還魂事件。1958年，台海戰爭，八二三砲戰，共軍砲轟金門。朱家三口搭漁船逃難到台灣，途中漁船被砲彈擊中，朱家夫婦雙雙中彈身亡。17歲的朱秀華，隨漁船漂流到雲林縣台西鄉外海的海豐島上，遭漁夫殺人劫財。

1959年，雲林縣麥寮鄉，當時37歲的婦女吳林罔腰剛好病故，出殯時，突然醒來，起身表明，她是朱秀華，借屍還魂，並說明自己的經歷。朱秀華借得陽壽60年，於2018年5月23日，無疾而終，壽終正寢。訃聞以吳林罔腰名義發喪，兩人神主牌位分開安置。

1961年，星雲大師親訪朱秀華。借屍還魂事件，不但轟動全台，還驚動國際，全球靈異學家前來採訪，也引起醫學界的重視與研究。此事件還被拍成電影、電視劇。螢幕前後花絮不斷。

※ ※ ※

一位51歲女士，從事國際貿易的總經理，被更年期所困擾，來針灸調理。半年後，不但更年期平安過，所有不適症狀漸消失，還帶有第二春般的光鮮亮麗，風姿綽約，精力旺盛，又在事業上，大顯身手。

有一天，經理攙扶著一位老先生，老態龍鍾的，我以為是經理的老爸，當她介紹說是她老公時，我非常的詫異！

老先生81歲，全臉死白，嘴唇白，指甲白，全身膚色蒼白帶臘黃，走路一步拖一步，步步艱辛，舉目無力，表情呆滞，全身僵硬。初看的剎那，彷彿看到僵屍一樣，活著的死人，令人打寒顫。

老先生問話都不回答，都由經理敘述：老先生好像得老人痴呆症，思想慢，反應慢，動作慢，說話好像聽不懂，所以很少講話，眼神渙散，好像隨時會斷電。

老先生的症狀，不是漸漸惡化，而是一夜之間，快速惡化，令人措手不及。到醫院做檢查，結果各項可疑指數都正常。原本健朗的他，怎麼會這樣？已經一年了，吃藥都不起色。怎麼辦？

針灸處理

老先生的現象，表面看去似失智失用，會不會與頂葉功能運行不利有關。增强頂葉下半部的訊號，針合谷、太衝穴。之後，加針通天、絡卻、承光、前頂、後頂穴輪用。醒腦開竅，針百會、四神聰穴。

觀察老先生針後沒有任何反應，呆呆的。就試著繼續針，老先生的心陽不升，强心，使血液能上行髓腦，針內關穴。啓動生命的元陰元陽，補腎以交通心竅，針關元穴。膚色蒼白萎黃，是血養不足，補血，針三陰交穴。

老先生皮膚鬆弛而皺摺得嚴重，人失神得好像沒魂似的，補氣，針百會、關元、合谷穴。第一次針灸，針數少，刺激量輕。觀看老先生反應，再作定奪。

第2次針灸，老先生問話還是不回答，加强頭頸部循環，利氣血上通腦竅，針風池、曲池穴。補氣，補脾胃運化，促進腦腸循環，加針合谷、足三里穴。舉步維艱，針陽陵泉、足三里穴。補腎上濟腦髓，針太谿、關元穴。一周針2～3次。

老先生不論針什麼穴位，都不會拒絕，也沒什麼反應。針了一個月後，老先生終於聽得懂我說的話。於是，我趕快教他復健功課。

健腦操

※伸舌頭9次，將舌頭在口內，正轉9下，反轉9下。

※用食指點鼻子，後各點5個手指尖，換手做，各作3輪。

※將十指用力撐開9秒，用力握拳9秒，連作5次。

※捏揉耳垂36下。以上都照三餐做。

※曬一下清晨、傍晚的太陽，要曬到後頸和背部、足踝部。

二個月後，老先生竟然自己走進來看診，第一次見到他笑。之後，臉才開始慢慢轉潤，脫離死白，比較像活人，也好像人就醒過來一樣。老先生來看診，喜歡和我聊天。他不但健談，思路清晰，還充滿睿智。

有一天，我問老先生，發病前，他正在做什麼？老先生說，他正在蹲廁所，腦部響如一聲雷劃過後，就不醒人事了，不是中風。那一段空白的日子，在無意識中活著。

現在整個人恢復神識後，老先生發現自己的臉變了形，聲音也變了，思想個性都變了。他很確定的說，已不是原來的自己。他不知道到底發生了什麼事？

老先生說，他發病以前，雖然80歲，腦力，思考力，體力都很好，生龍活虎的，照常上班。怎麼會這樣？會不會有人借屍還魂？或是外星人借用肉身？還是有另外空間的生命體附身？

但奇怪的是，老先生怎麼還記得以前的自己？張飛打岳飛，真是豈有此理！真叫人搞不清楚到底是什麼狀況？

我笑著對老先生說：「你重生了，好好珍惜每一天的生命！」老先生除了臉色還有點臘黃外，一切恢復正常，以新的「自己」度過晚年。

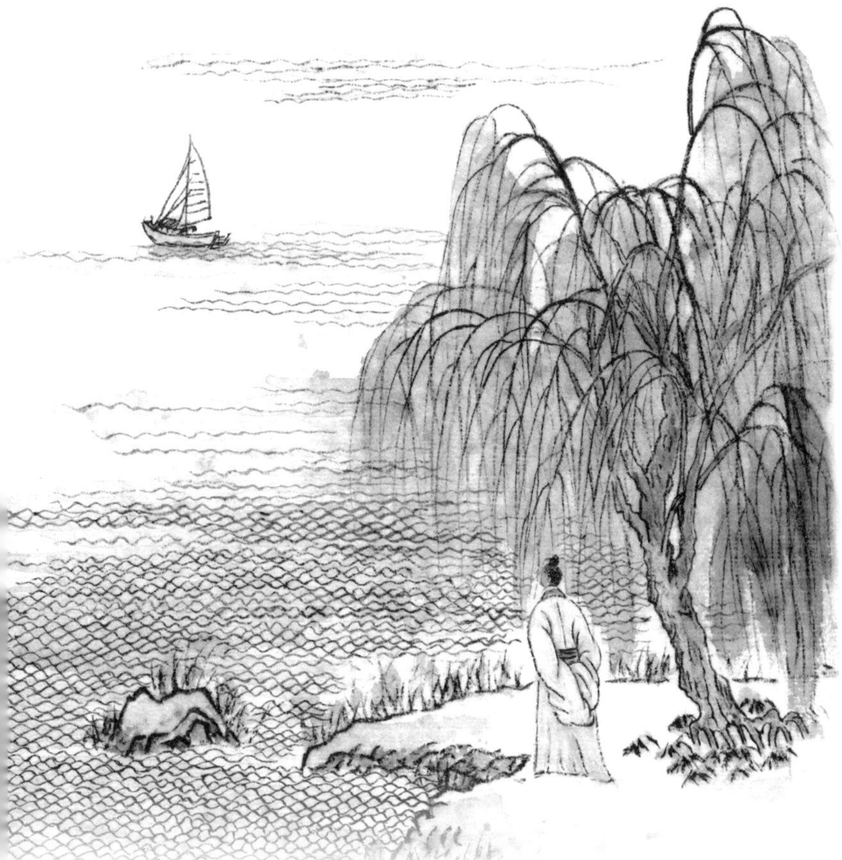

睡蓮

炎炎夏日，睡蓮在池中綻放，形影嫵媚，有似凌波仙子。在古希臘、羅馬時期，睡蓮是美麗聖潔的化身，經常用來供奉女神。睡蓮的花語：潔淨、純潔、純真、妖艷，迎著朝氣，拋去暮氣。被譽為「花中睡美人」、「花中仙子」。

睡蓮切花離水時間，超過1小時，就會喪失其吸水性，以致失去開放的能力。什麼人會像睡蓮的特性一樣，失去開放的能力？

1963年，一所台北明星學校，一位高中高材生，管樂隊的指揮，17歲的王曉民，和男同學一起騎腳踏車，在路口，因計程車追撞，王曉民被彈到空中後摔落，頭部撞碎，前額骨斷裂，腦幹和左側神經受損。

王曉民車禍後，成為植物人。1982年，王曉民的母親，向立法院請願，盼速訂安樂死法律，一時造成轟動。2010年，王曉民臥床47年後往生，直到離世前，一直都未清醒過來。

※※※

一個炎炎夏日，一位外勞推著輪椅進來，輪椅上坐著一位美少女，睡得很甜。由媽媽敘述病情：家中的獨生女，17歲時，和同學一起騎機車去兜風，一個不小心，與汽車相撞，騎機車的同學受到輕傷，坐在後座的女兒，卻飛出去後跌落，送醫院急救，開腦手術後，已12年了，女兒至今未醒過來。

多年來，媽媽似乎被折磨得已疲憊不堪，訴說病情時，面無表情，沒有悲傷，只有無奈。家中全靠爸爸賺錢養家，因為疼愛寶貝女兒，沒有送女兒去療養院，請外勞在家照顧，並定期去醫院做復健。

昏迷指數怎麼看

※昏迷指數3～15分。

※正常人15分。

※輕度昏迷，是13～14分。

※中度昏迷，是9～12分。

※重度昏迷，是3～8分。

※全球每年新增昏迷患者，53萬人。

※昏迷者，腦部手術後，一周到一個月內，是促醒的黃金時間。

※昏迷2～3個月未甦醒，就成植物人。植物人是一種狀態，不是病名。

※外傷所致的昏迷，3個月是關鍵期。一年內甦醒的機率較大，若昏迷超過一年，甦醒的機率渺茫。

※非外傷的昏迷，關鍵期6個月，超過6個月，易成植物人。

※依衛福部統計，2016年，台灣約有4000多位植物人。

※全球每10萬人中，約有25人，發生重度腦損傷，其中10%～20%患者，屬植物狀態。

※重度顱腦傷病人，約有3%，陷入植物狀態。

眼前這位植物人，五官清秀，身材姣好，雖然面色慘白，但臉上還留著17歲的青春氣息，未受塵世的污染，有如睡蓮般的艷麗。但她的靈魂，卻被重重的鎖在軀殼內，她的意識，卻被深深的禁錮在腦殼內，無言的抗議，沉默的怒吼，最終把痛苦調成靜音。

針灸處理

植物人她的眼睛偶會轉動，但都是閉著的，腦幹網狀結構有受到損害，與奮大腦皮層，針百會穴，3針齊刺。促進腦血氧流量增加，減輕壞死區的腦水腫，針風池、曲池、合谷、三陰交穴。

大腦皮層，皮層下網狀結構，發生了高度抑制，所以產生嚴重的意識中斷，或完全喪失，試緩解抑制狀態，針頂中線，約百會透向前頂穴、額中線，約神庭穴透向髮際。或神庭穴對刺，或囟三針，囟會刺向神庭穴，第二、三針，囟會穴旁開各0.5寸，平行刺入，並可預防癲癇。

激活迷走神經，促醒，從刺激三叉神經著手，針頭維穴十字刺、顳前帶，約頷厭透向懸釐穴、頂顳後斜線下2/5，十字刺，約率谷穴下透向曲鬢穴。

補腎上濟腦髓，針關元、太谿、湧泉穴。通督脈上濟腦隨，針後溪、人中穴。久臥床，預防肌肉萎縮，針合谷、足三里、三陰交、陽陵泉穴。植物人易喉中有痰，針中渚、合谷、足三里、廉泉穴，一周針灸1次。

醫者與患者之間，相處與針灸，也是一種能量的傳遞與交換。

植物人是否也有可能處在微意識狀態？所以，每次針灸前，我都呼叫她的名字，並且和她說：「我要幫妳針灸囉！」針湧泉、人中穴是最痛的針，前幾次她都沒有什麼反映，第4次以後，加强刺激量，美麗的睡蓮，竟眼睛眨了幾下，腳不自主的動了一下，我趕快說：「惜惜哦！妳要勇敢哦！」她會有感覺嗎？

很難得的是，看護的外勞，每次都穿著乾淨整潔，很有氣質，舉止談吐文雅，對這朵開不了的蓮花，認真打理，照顧得很好。平時，都是由外勞自己推著輪椅，坐復康巴士去復健，來針灸。

通常，坐輪椅的患者來針灸，都有家屬陪伴。除了初診那次，有見到睡蓮的媽媽，以後都沒再見到媽媽，從沒見過爸爸。而媽媽並沒有工作，家裡的事，煮飯打掃，都是外勞包辦，很能幹，沒有一句怨言，也沒有難色。

有一天，我好奇的問外勞：「妳做這工作，做多久了？」外勞才說：她原來是高中英文老師，因為語言能力之便，她藉打工，到世界各地去遊歷，趁年輕多賺些錢。她在每個國家平均待2年，她已去過4個國家，下一個目標是：沙烏地阿拉伯。

針灸3個月了，睡蓮臉上表情多了許多，有時候會噘嘴，有時候像在吃美味般的咀嚼動作，還會傻笑，皮笑肉不笑，皺一皺眉頭，眼睛張開一兩秒後又合上，頭不自主的擺動，手還會亂動，這些應該都是無意識的。至少睡蓮的臉，紅潤了許多。

有一天，外勞跟我說，她下週就要離開台灣了。平常，舊的外勞要走前，都會有新的外勞，帶來一起看診做交接，但那一次沒有交接人。外勞走了，睡蓮也就跟著停止針灸治療。

看著：「斷無蜂蝶慕幽香，紅衣脫盡芳心苦。」（宋．賀鑄）

想著：「若耶溪傍採蓮女，笑隔荷花共人語。」（唐．李白）

嘆著：「秋至皆空落，凌波獨吐紅。」（隋．弘執恭）

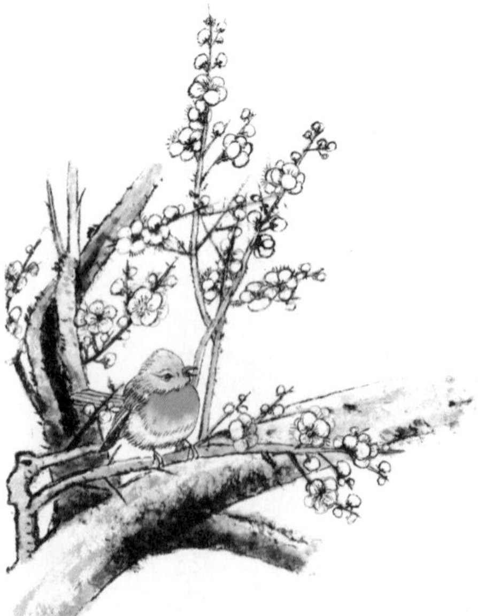

誰與午窗降睡魔

人生有三分之一的時間，在睡眠中，「誰是無愁得睡人？」要怎麼睡？從睡眼惺忪，睡意朦朧，到沉沉入睡，酣然入睡，呼呼大睡，酣睡如泥，漸入夢鄉，羨煞那些徹夜難眠的人。

老天定的生理時鐘，是日出而作，日入而息。如果日出三竿，日照午窗了，還昏昏欲睡，那是怎麼回事？「誰著長鉤惱睡蛇？」

當一對新婚夫妻，沉浸在愛的結晶，已在妻的肚子著床的喜悅中，從來都不知道孕育生命過程中，是多麼艱辛。妻子剛有喜，就害喜嘔吐，而且還陰道出血，隨即到婦產科，安胎止血。

倆小口小心翼翼的護胎，妻子九月懷胎，未到預產期，又陰道出血，再次安胎。當妊娠足月，終於一個漂亮的女娃，呱呱落地，全家歡欣。阿嬤開了一家廟，香火鼎盛，阿嬤三柱香，感謝神明庇佑孫女平安。

小娃天真活潑，聰明伶俐，像古靈精怪的小精靈，平安快樂的成長。時間過得真快，一眨眼，小娃就9歲了。一向手腳俐落的小女生，動作漸變慢半拍，課堂上老是打瞌睡，學習力和理解力，都節節後退，成績隨著溜滑梯，下滑中。

父母開明，不在乎小孩成績，只要小孩快樂成長就好。況且，孩子並沒有生什麼病。而且，身體也沒有什麼不舒服。直到學校老師打電話來說，小女生常常突然間就睡著了，這時爸媽才開始緊張。

說是緊張，爸媽也沒帶孩子去看醫生。父母觀察小女兒，好像沒老師說的那麼嚴重，爸爸說再觀察看看，不知不覺，就這樣過了一年。每個人好像都是被時間牽著的木偶。

小女生近期睡意特濃，眼皮老是如千斤頂重，老是張不開，剛才還在說話，下一秒，就被睡魔拖走了，如瞌睡蟲遇到枕頭，睡到不省人事。一整天昏睡的狀況，越來越嚴重，學校成績垮垮下掉，已4個月了，要怎麼辦？

爸爸很慎重的到處打聽醫生，最終帶著小女兒，從北部來看診。小女生有著圓潤潤的臉，圓滾滾的身材，煞是可愛。只是眼睛成一條線，好像隨時會閉合起來。面無表情，甚至是呆滯，問話不答，更像是小女生不知道我在說什麼。

因為新冠肺炎疫情嚴重，三級警戒，看診中不能拿下口罩，多用問診和把脈。當爸爸敘述小女兒的病情時，小女生突然張開眼睛，我趕緊察看，她的眼神，不是睡神，而是失神，好像丟了魂，而且瞳孔內有個影子。我馬上警覺，這不是生理性嗜睡症，可能是另外空間的干擾。是誰偷走了小精靈的神氣？

我問小女生：「我幫妳針灸好嗎？」小女生還是一臉茫然，好像聽不懂我在說什麼。

這是檢測的一針，如果百會穴針下去，小女生的眼神，哪怕有一點回神，那她的情況還可救。如果小女生還是失神，沒反應，我就頭痛了，就超過我能處理的範圍了。

接著，我換個話說：「小可愛，我幫妳在頭上插根天線，作天線寶寶，很好玩的喲！好不好？」說完，我轉向爸爸說：「這個病，針灸效果很好，要不要給她針看看？」

爸爸愛女心切，連連點頭，並在一旁鼓勵女兒。趁父女在拉扯之間，我快速進針，針了百會穴。小女生問：「醫生，你針了嗎？」我豎起大拇指說：「妳好勇敢，妳看妳都不知道自己這麼勇敢，成了天線寶寶，很好玩的，是不是？」

我一邊說，一邊觀察小女生的眼神，緊張時刻，看了一下，真是謝天謝地，小女生的眼神，有回神一點。趁小女生覺得很好奇時，我趕快問：「我們再來一針，看起來會更可愛的哦！好不好？」

小女生沒拒絕的樣子，沒等她回答，我就針了本神穴。如果稍微遲疑，恐怕小女生就不要針了。先賢認為，頭部為元神所在，「本」指人之根本（氣），本神穴內物質，為天部之氣。小女生在母體內，二次胎漏，出血安胎，會不會動了本神穴之氣？

我告訴爸爸，下次就正式針灸了，時機很重要，不要再拖了。特別叮嚀：半年內，小女兒勿去奔喪，勿去探望重病人，勿到陰廟，不要去阿嬤開的廟。晚上出門，9點以前回到家，早晚天黑時，勿在外運動，勿食冰品冷飲、寒性食物。

針灸處理

把下陷的陽氣提升，針百會穴。醒腦開竅，針頂中線，約百會透向前頂穴、額中線，約神庭穴透向印堂、額旁2線，約頭臨泣穴透向瞳孔、額旁3線，約本神穴透向眼尾，兼補腎。

原本加針心俞穴，心者，生之本，神之變，為陽中之太陽。三陰交穴，以健脾，益腎，舒肝，調解陰陽平衡，療效會更好。但因便於留針，和疫情關係，全部都針在頭上，好讓她們能儘快離開診所。原本一周針1次，但爸媽迫不及待，不顧疫情嚴峻，一周來針灸2次。

處方用藥

因為懷疑小女生是受到另外空間的陰氣干擾，所以處方不是依病理用藥，用科學中藥。

用麻黃附子細辛湯，為少陰經用藥，嗜睡為少陰病。麻黃為發汗藥，具有擬腎上腺素作用，能興奮中樞神經。汗孔，稱為玄府，玄之又玄，衆妙之門，又稱鬼門，麻黃發汗，使陽氣出表而衛外，所以，麻黃湯又稱還魂湯。

用二陳湯，袪痰火所致擾神明，亦治濕痰，肢體困重，倦怠。

用甘草瀉心湯，甘草有擬皮質激素作用，治狐病，去陰邪。

3天後，小女生由媽媽帶來，我很驚訝的發現，小女生整個眼睛開展。原來，小女生有個大大的眼睛，晶瑩剔透，竟然還對我笑，而且非常勇敢的接受針灸。

小女生會自己表達，說吃完藥，嘴裡都熱熱的。那是回陽現象，我請媽媽用蜂蜜水配藥。小女生第三天吃藥，沒用蜂蜜水，口裡也不會熱熱了。正式針灸後，小女生大大的減少昏睡現象。媽媽見女兒病情，有突破性進展，自己也來看失眠問題。

我向媽媽說明她服藥方式，早上、中午都不必吃藥。晚飯後，服1包藥，睡前1小時，一次服2包藥。媽媽有點搞不清楚，要我再說一遍。沒想到站在一旁的小女生，馬上復誦一遍，一字不差。我和媽媽都驚訝的，回頭看小女生，那個聰明的小精靈回來了。

就這樣，針灸4次，小女生完全恢復兒童的天真爛漫，活潑，神采飛揚。父母不放心，又繼續保養2個月。

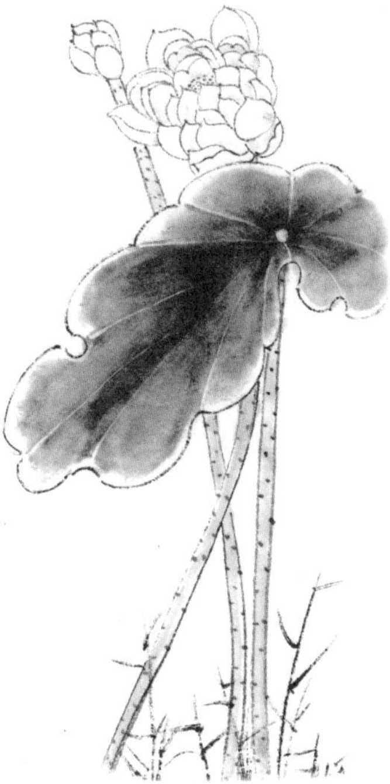

疫外没

新冠肺炎病毒，自2019年開始，轟轟烈烈的在地球上，大幹一場，鄙視著萬物之靈的人類，落荒落難的悲慘。

2021年，囂張的英國變種病毒，變種再變種的印度變種病毒，感染力更强，殺傷力更猛，無視疫苗已接種照攻，更隱晦的搶占地球的恐懼，疫上加疫，恐懼的粒子，橫掃全世界，在各地一起共振，誰能逃過這一劫？

2021年5月，台灣因一位航空機師，已染疫而群聚事件，把台灣抗疫「模範生」，打得粉身碎骨，星星之火燎原，一發不可收拾。染疫人數從百位，像坐噴射機一樣，短時間內，直線上竄至千位、萬位。死亡人數，從個位上升至數百位，令人心驚肉跳。

台灣防疫單位，5月19日，立即啓動三級警戒（最高四級警戒），高中以下停課，採視訊教學，不久大學也跟進，連畢業典禮也在線上舉行。老師與學生，一起綁在線上，眼睛叫苦連天！並關閉所有夜市，娛樂場，運動場，學校校園。餐飲業不能內用，只能外帶。

家長可以請疫假，在家陪小孩。許多公司行號，因須採用人流管制，不少改用在家在線上班方式。室內群聚不能超過5人，室外不能超過10人。要保持社交距離1.5公尺。停止各類宗教活動。所有場所進入，皆採實名制登錄。

原訂婚喜日，採先登記結婚，日後補辦婚禮，補請喜宴。葬禮無法先出殯，後補辦公祭告別式，亡者只能默默走上黃泉路。

原本不用上學的小孩，一開始還興奮無比，浪新鮮。但問題是，哪都不能去，更別想去吃喝玩樂。原本家長上班，小孩子上學，即便是寒暑假，也會安排孩子參加各種活動，各取所需，各自相安。

因疫情，家長不但要分擔老師職責，盯著孩子電腦前上課，還要準備三餐，有的還要在電腦上工作。孩子憋慌了，每天吶喊：「快崩潰了」！家長也快被逼瘋了。就這樣，疫情和親情，疫情和青春，激烈碰撞，大家都被疫情所奴役著。

一位11歲小男孩，體格健壯，因父親是獨生子，所以他一出生，就是阿公阿嬤的金孫，更是曾祖母的鑽石孫，小男孩也成了家中的獨生子，三千寵愛在一身，在愛的庇護下，每天和快樂一起起床，幸福的過著每一天，不知道什麼叫憂愁，不知道什麼叫煩惱。

太陽也有下山的時候，小男孩的第一個太陽，阿公駕鶴西歸，還不太瞭解生死的小男孩，變得煩躁不安。一年後，最大的太陽，曾祖母隨兒子共赴黃泉。兩個太陽下山前，最不捨得就是，那個寶貝孫子。小男孩的太陽似乎濛濛的，灰灰的。原本性情溫和的小男孩，性情變得更加煩躁，一不順心，就大發脾氣，已一年了。

疫情期間，每天關在家裡，看電視看到膩，玩手機玩到手軟。即使爸媽還是疼愛有加，赤焰的生命力，青春的活力，澎湃無處揮灑，小男孩變成小暴君，稍微不順他的意，就暴跳如雷，無法控制。最後演成一生氣，不是自殘，自己打自己，就是打別人，自殘情況最近4個月，越演越烈，怎麼會這樣？

父母很著急，想幫助心肝寶貝，親友勸他們，帶去給身心科醫生看。才11歲，就要吃精神異常的藥嗎？結果會怎樣？父母不敢想，也很捨不得，到處去打聽醫生，如何來解套？

小男孩出現在診間時，說話聲音宏亮，丹田氣十足，在空蕩的診間格外突顯，小男孩沒看過中醫，很好奇，東張西望，沒等爸爸掛好號，就逕自走進診間。

小男孩之所以願意來看診，是因為爸爸說中醫不會打針，可爸爸沒說，中醫會針灸。衝進診間的小男孩，很好奇的看著我，我和他聊聊天，當時不知道誰要看診？要看什麼病？

不一會兒，爸爸進來，好似一股股陰風，簇擁而來，令人打了個寒顫。爸爸身穿全身黑，黑衣褲、黑襪、黑皮鞋，連手提包、手錶、眼鏡、帽子也都是黑色。他敘述兒子的病情時，爸爸眼中有好多好多的影子，我從沒看見過那麼多的影子。

有時爸爸敘述到一半，突然恍神，一片空白好幾秒，眼白翻了一下，霎時，我全身起雞皮疙瘩，不敢正視爸爸的眼神。

診察小男孩的病情後，小男孩堅持不肯針灸，為避免激怒他，引爆炸彈，我教男孩常按摩勞宮穴，想要生氣時，按摩合谷穴。說完，請小男孩，到候診室去看漫畫書，我要和爸爸單獨談話。

我叮嚀爸爸：孩子在半年內，早上天還沒亮，晚上天黑後，不要在外面運動。晚上出門，9點以前要回到家。不要帶孩子去奔喪，去探望重病人，不要去陰廟。

爸爸聽了，很為難的說，他自己是廟公，做乩童。喔喔！難怪他瞳孔內那麼多的影子，他把陰氣帶回家了。小男孩被三個陰氣團團圍著，一陰曾祖母，二陰阿公，三陰爸爸，氣場都亂了，干擾小孩的腦波，難怪出現怪異行為。怎麼辦？

我建議爸爸：準備一套衣服，到廟辦事時穿，回家前脫掉換裝。那套衣服髒了就送洗，不要帶回家，以免冤親債主跟著回家。另外，在農民曆上找個宜祭祀的日子，各別向孩子的阿公、曾祖母敬告，不要牽掛孩子，不要來看他，說你會好好照顧孩子。

處方用藥

原本針灸效果比較快，可是怎麼哄，小男孩死都不肯接受針灸，只好開方處理，用科學中藥。

用甘草瀉心湯，甘草類腎皮質激素。凡與「陰」有關的疾病，例如去陰廟後，去墓地後，去奔喪後，去參觀陵寢後，身體出現各種不舒服，檢查都沒毛病，吃藥也都無效的，以此方解之。

用歸脾湯，脾主憂思，脾統血。凡與親人往生後，所產生的各種精神狀態，檢查正常，吃藥不效，以此方解之。

用二陳湯，治痰火擾神明，單刀直入，年輕人用此方，比溫膽湯力猛。另服鎮靜水煎劑。

次周回診，小男孩那高亢的嗓音，變柔和了。最令爸媽最高興的是，服藥這一周，由一天暴怒2～3次，變成一周只有一次，而且沒有打自己，也沒打人。效不更方。

第3周回診，小男孩情緒完全正常，恢復性情溫和原狀，還會到親戚的工廠幫忙打雜，一場莫名災情，就此結束。

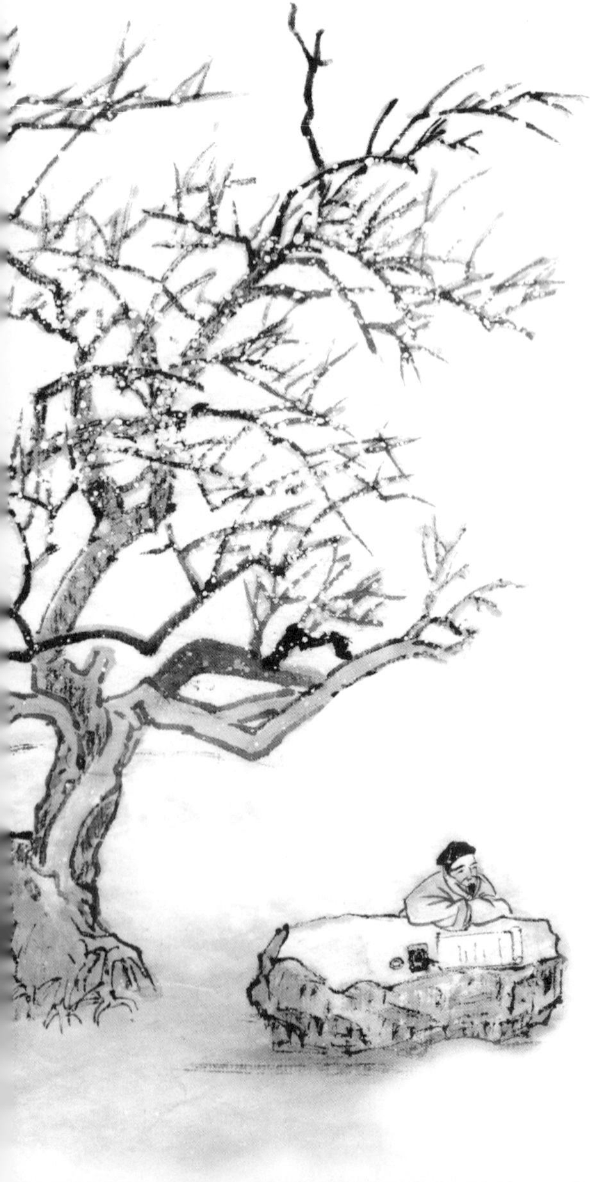

雲添眼膜昏

眼睛是個精密的結構，現代科技發達，水晶體不能用了，有人工水晶體取代。角膜不能用了，可以做角膜移植。視網膜出了問題，不能換，也不能移植，要怎麼辦？

一位52歲的女老師，在明星高中學校，教外語，兢兢業業，來自學校和家長的壓力不小，任勞任怨，日復一日。

有一天，老師右眼中突然出現，許多黑點降落傘，在眼前晃來晃去，視物會扭曲，有時物體還會呈波浪般滾動。時不時就出現白色線狀物，會發亮的球。老師嚇死了，趕快到眼科檢查。

醫生說是視網膜剝離，需要開刀。老師二話不說，就馬上接受手術。可是開刀後，右眼剝離的視網膜，並沒有貼回去，視力越來越模糊，連左眼看東西，也是霧煞煞的。

眼睛的問題，使得課上不了，老師只能在家休息，等待奇蹟出現。可是半年過去了，視網膜還是頑强的，不肯回家。這該怎麼辦？老師心情鬱卒到極點了。

有一天，老師突然靈機一動，拿起電話來問：「中醫可以治療視網膜剝離嗎？」我請老師立即來診，拖延時間越久，越難治。

視網膜的結構

※是眼球壁的最內層，又稱眼底，有如底片。另一面緊貼脈絡膜。

※視網膜是透明薄膜，厚度0.1～0.5毫米。

※視網膜有10層。

※第1～9層，稱為感覺神經視網膜。

※第9層最為重要，充滿了感光細胞。

※第10層，稱為視網膜色素上皮層。

※視網膜是影像成形的關鍵，是眼睛最重要，最複雜，卻又最脆軟的組織。

視網膜怎麼剝離了

※指感覺神經視網膜和視網膜色素上皮層，被視網膜下積液所分開，而相分離。

※常見視網膜第9、10層，出現空隙、積水。

視網膜剝離的前兆

※眼睛突然出現飛蚊症，浮動的黑點。

※短時間內，或幾分鐘內，飛蚊症數量快速增加。眼睛出現小黑點，或煙霧，視網膜可能有裂孔。

※視野出現如閃電般的閃光，一閃即過，或持續10分鐘以上。有閃光者，10%會出現視網膜破洞。

※視野周邊或側邊，視覺缺損或喪失。視野的上方、下方、側邊，有陰影或薄膜，閉上眼睛時，以上症狀仍在。

※視力模糊，視野部份喪失，或完全喪失。

※單眼視物，某一方位的角度，變黑，變模糊。

視網膜剝離的兇手

※視網膜上有裂孔或撕裂。

※視網膜周邊組織局部退化，周邊變性，視網膜變薄。

※視網膜被玻璃體拉扯。

※白內障治療後引發嚴重併發症。

※眼球創傷。

※急性視網膜壞死。

※巨細胞病毒性視網膜炎。

※囊内白内障晶體摘除術後，後玻璃體剝離發生率93%。

※正常人患視網膜剝離，占千分之一。近視600度以上，占1%。近視度數越深，風險越大。

※年齡在40～80歲之間，占60%，男性居多。

視網膜剝離的類別

※裂孔性：最為常見。在裂孔周圍，用雷射激光治療，把裂孔邊燒焊。

※牽引性：與嚴重糖尿病、視網膜血管阻塞、腫瘤、外傷性玻璃體出血等有關。

※滲漏性：較少見。見於眼睛腫瘤、眼睛發炎、組織水腫、血管漏出液體。

視網膜剝離的後遺症

※玻璃體内的液體，如河水氾濫，順著視網膜破洞處，流入視網膜後方，感

覺神經層，漸被液體隔開，與視網膜的色素上皮層分離，而失去功能。使視網膜上的感光細胞、其他細胞，漸凋亡。

※一旦視網膜剝離，與提供養分的脈絡膜血管層分離，因無充足血液營養，代謝無法被吸收。日久，神經細胞因失養，漸枯萎而死亡。

※神經細胞再生能力差，視網膜剝離越久，視網膜越無法正常擷取影像，上傳大腦，視力回復越差。

※視力模糊區塊，由一個方位、角落，變黑，變模糊，漸往中央延伸，向黃斑部蔓延。

※視網膜剝離日久，會使玻璃狀液體混濁。同時，使晶狀體的養份失調，而引起白內障。

※視網膜剝離，很少會自然痊癒。

視網膜剝離的治療

※目前無法修補視網膜裂孔。

※單純視網膜破洞，在破洞周邊打雷射，促使視網膜破洞處結痕，約2～3周形成疤，使視網膜與後方組織黏合。

※小範圍的視網膜剝離，可用雷射圍住剝離範圍，以減少繼續惡化。

※大範圍的視網膜剝離，要做手術。

※台灣每年約有1000～2000個視網膜剝離病例。

視網膜剝離手術

※視網膜剝離，號稱眼科第一大病。目前手術主流：玻璃體切除手術。是眼科較困難的手術。

※切除拉扯視網膜的玻璃體。

※引流出視網膜後方的液體。

※在視網膜破洞周圍打雷射。

※最後在眼球內，注射長效型氣體，頂住視網膜破洞。

※細胞組織需要3周時間，慢慢修復，視網膜才會緊密黏合。

※手術後2個月內視力漸進步，6個月穩定。但視力無法完全恢復原狀。

※手術成功率70%～80%，療程約數周到1～2年。

視網膜剝離手術的預後

※突發性飛蚊症，浮動的黑點，若用雷射打散飛蚊，有潛在危險。

※小範圍視網膜剝離，用雷射治療後，仍有些患者，視網膜繼續剝離。

※視網膜裂孔，經雷射治療後，視力多不受影響。

※視網膜剝離，經手術後，視力已受損。

※視網膜剝離手術，無法使剝離的組織機能恢復。

※視網膜剝離，時間過久，剝離範圍，入黃斑部，預後不良。即使手術後，

視力回復慢，療效差，視物仍會扭曲變形。

※陳年性視網膜剝離，神經細胞已壞死，視網膜漸被纖維疤痕組織取代，即使手術，視力回復機率仍渺茫。

※視網膜剝離後，感光細胞一旦死亡，即無法復原，將失明。

※視網膜剝離日久，引起組織結疤，感光細胞萎縮，可能引發青光眼，或眼球萎縮。

針灸處理

老師已6年未來診，一看到我，一臉茫然無助，眼眶中淚珠子太重了，差點掉下來。視網膜剝離手術不成功，要如何收拾殘局？

先安神鎮靜，針百會、神庭穴。醫生說她的視網膜後方仍有水的滲出，引水歸源，調節水液代謝，針陰陵泉、三陰交、太谿穴。

手術後，易氣滯血瘀，針合谷、血海、三陰交穴。視網膜與脈絡膜血管層分離，血液無法滋潤營養，致使神經細胞的枯萎，藉由經絡補氣血以代之，針合谷、足三里、內關、三陰交穴。

視網膜剝離後的黏合，與筋的伸展有關，針陽陵泉穴。視網膜的膜，也是肌肉的一種，脾主肌肉，健脾，針三陰交穴。視網膜、脈絡膜的代謝，與肝的疏泄有關，針太衝、三陰交穴。

視力模糊，時灰暗，時飛蚊，時扭曲，針攢竹、睛明、魚腰、承泣、絲竹空、太陽、養老、光明穴，加頭皮針視區，約强間穴左右各旁開1寸，由上往下貼骨進針。

視網膜剝離前，應是脾腎兩虛的體質，健脾，針足三里、三陰交穴。補腎，瞳仁亦屬水，為腎所主，針湧泉、太谿穴。建議：前10天每天針，之後，一周針2次，另服水煎劑。

老師第一次針灸後，病情沒多大變化，但眼睛的酸脹，卻有改善。老師想要快點好，於是每天都來針灸。因為視力模糊，每次看診都是坐計程車。遇到過年，診所休診，老師沒得針灸，緊張得都快哭出來。

我安慰老師：「不要怕，治病的基礎，已打好了，休息幾天，沒關係的啦！」新春開診的第一天，老師迫不及待，早早就到了，第一個看診。針16次，老師回到西醫門診，醫生驚訝的說，她的眼睛狀況進步很多，眼睛滲水的情形改善很多。老師聽了竊喜，卻不敢讓眼科主任知道，她有針灸的事。

針22次，西醫與老師都落下心中的大石頭，老師的視網膜已貼回去，但還不夠緊密。老師大喜，仍不敢告訴眼科主任，她有針灸的事。

2個月後，只剩眼睛會隨情緒、睡眠、疲勞等因素影響視力，我告訴老師：「妳的視力，不可能恢復以前的狀態，能用，小心用就好。」

老師終於可以騎機車出門，可以開車上班了，之後，她定期來保養眼睛。

靈魂之窗

靈魂的苦悶，如何哀嚎？且聽：

李覯：「人言落日是天涯，望極天涯不見家。」

李白：「天長路遠魂飛苦，夢魂不到關山難。」

岳飛：「欲將心事付瑤琴，知音少，弦斷有誰聽？」

一位53歲男士，住在北部，開了一家貿易公司，青年創業，20多年了。雖有請員工，還是老闆兼工友，上上下下，裡裡外外，自行打理，忙得不可開交。忙到朋友說他的右眼皮在抽動，他竟沒有任何感覺。直到有一天他開車時，眼皮的抽動影響了視力，才意識到眼皮痙攣問題的嚴重性。

老闆的眼皮，在很忙、很累的時候，就來湊熱鬧，如鑼鼓喧天，搞得老闆心神不寧。眼皮的抽動，由間歇性抽動，到分分秒秒的抽動，連睡覺也不放過。於是老闆開啓了漫長尋醫之路，從西醫到中醫，從專科醫生到名醫，已3年多了，似乎沒多大改善，這時他才慌了。

老闆是個基督徒，虔誠的向上帝禱告，祈求上帝保佑，可他遲遲沒有收到上帝的回音！

事業再忙，老闆也不得不抽空，專程南下來求醫。當老闆出現在診間時，身材魁梧，濃眉大眼，一頭烏黑捲髮，亂成一團，正如他的心揪成一團。面色黯然，右眼四周特別暗沉。

老闆右眼皮上下左右的周圍肌肉，都在抽動，抽動的範圍已達面頰、嘴角。右眼萎縮，只有左眼1/3大，眼白渾濁，左眼眼神銳利，整個人像黑社會老大，叫人不敢直視太久。

經過把脈後，我直接問：「你有結婚生小孩嗎？」老闆聽了，愣了一下，這跟病情有關係嗎？老闆很直爽的回答：「我是單親，有兩個孩子，從他們2歲起，我就獨自一人把孩子帶大。」

我又問：「你沒有再婚嗎？」這跟病情有關係嗎？老闆遲疑了一下，答：「我不敢再婚，怕結了婚，孩子不但失去媽媽，還失去爸爸。現在老大已在工作了，老二讀大學快畢業了，我還要照顧媽媽。」

哦！真不簡單！我驚嘆的說：「你獨挑大樑，撐著整個家，了不起！」老闆很疑惑，醫生怎麼都不問病情，就迫不及待的自行粄告：「醫生，我是來看眼睛的，眼皮痙攣3年多了，看了很多醫生，都沒看好。」

我慢慢的說：「你的眼睛沒問題，你的肝有問題，目為肝竅，肝藏魂，是你的靈魂一直在哭泣。」

老闆驚訝的，反問：「怎麼會？」我建議：「你要不要把你的人生整理一下，關於你的前妻，孩子的成長，照顧老媽的勞苦，以及工作上的辛苦和困擾。」

老闆有點激動的回應：「醫生，我敢跟你保證，我絕對不會下地獄，我從來沒有害過人，前妻對我的背叛，我早已經釋懷了。」

我輕輕的說：「你可能不會下地獄，但不一定能去天堂。因為你對你自己身體內100兆個細胞衆生，狠殘忍！」老闆不服氣的說：「醫生，眞的啦！我早就不怨恨她的背叛，也不怨恨任何人了。」

我看著他說：「好啦！好啦！大老闆，我不要跟你爭辯，你還用『背叛』這麼强烈的字眼，形容她，你只有把前妻放著藏著，沒有放下。你再婚，孩子會不會沒有母愛或父愛，那是取決於你的態度。」

「你可以築起高牆，高高在上，向別人展示，你作為單親爸爸的辛苦和偉大。但你要誠實面對你自己，孤單落寞，在啃噬你的靈魂。你不必向我承認什麼？你要坦誠的，和自己的靈魂對話。你沒處理好你的靈魂，你的靈魂之窗，眼睛的問題就不會好。」

老闆狠疑惑的問：「這有關係嗎？」我一邊拿鏡子，給老闆照臉，一邊回答：「你的感情沒有出口，所以由眼睛代打，喊冤哪！你藏得住心，卻藏不住眼。」

等了一下，我問：「你的情緒，此時是不是有好一點？你看，你跳不停的眼皮，感動的停了下來，有跳時，幅度也減緩很多了！這就是眼睛和肝的疏泄有關，和情緒情感有關，和靈魂有關。」

老闆簡直不敢相信，他的眼皮，竟然，安安靜靜的掛在眼眶上，才意識到，剛才醫生所有的對話，就已經在進行治療了。

針灸處理

當我走進針灸房時，見到老闆淚流滿面，喃喃的說：「醫生，我承認了，如你所說那樣。」我輕拍他的手說：「加油啊！」一把淚，還清了一個人的感情債。

情緒激動，先安神，針百會透向前頂穴、神庭透向上星穴，對刺。鎮定顏面神經，針患側頭維穴十字刺、顳前線，約頷厭透向懸釐穴、患側頂顳前斜線下2/5，約懸釐穴透向髮際。面肌痙攣，針患側顳前線、患側頭維穴十字刺、頂中線，約百會透向前頂穴、額中線，約神庭穴透向髮際。

眼肌痙攣，針攢竹透魚腰穴、絲竹空透魚腰穴、四白透向巨髎穴、太陽、睛明、人中穴。其中人中穴，針向鼻樑透針，此針較痛，但療效如虎添翼，手法要輕，要快，捏住鼻樑進針，可用1或1.5寸針。人中與神庭穴，對刺，遙遙相對，有鎮靜顏面的肌肉神經，及安神作用。

疾病之初，應有風邪入絡，祛風，針風池、曲池、合谷穴。經絡久病失養，養氣血，針足三里、三陰交穴。肝失疏泄條達，調肝，針三陰交、太衝穴。眼瞼抽動、痙攣，與筋弛有關，强筋，針陽陵泉穴。

針灸完，老闆說他第一次嘗到，頭上的針感直竄眼睛內，長達20分鐘，覺得好神奇哦！他的靈魂之窗，終於開了。針灸30分鐘，出針後，老闆容光煥發，煥然一新。針前，像黑幫老大，針後，英俊瀟灑。相由心生，轉念間，驚見脫胎換骨！

第2診，老闆眼肌痙攣，抽動頻率、幅度減輕，面色轉潤，一進診間，就歡喜的說：「見到醫生，就開心。」

第3診，老闆神采奕奕的，高興的說：「醫生，我向你報告好消息：我真的把我的人生整理了一下，我真切的告訴自己，要原諒前妻及她的家庭，對我所做的一切傷害。沒想到，第2天，奇蹟出現了，我的眼皮跳動頻率，竟變成二拍停一拍，減緩許多，真不可思議！」

我也開心的笑，說：「恭喜你，上帝俯聽了你的祈禱和懺悔。」老闆笑咪咪的說：「看到醫生，心情就好很多，沒有人真正關心我的靈魂。醫生一針，就讓我靈魂開竅了。」

我趁機鼓勵他：「孩子已經長大，你還年輕，找個靈魂的伴，如果有好女孩，不要錯過第二春喔！」

老闆的朋友，都無法理解，他幹嘛每周跑那麼遠去針灸。我介紹北部醫生給他，就近治療，還沒等我講完，老闆就馬上回絕，並說他已在北部，前後看了20幾位醫生。

第4診，老闆的眼面肌痙攣，飛快進步，眼皮跳動頻率，一天可以用次數計算。患側眼睛大小，針6次即恢復原狀。一個月後，約治癒9成，之後一周保養

1次。半年後，老闆牽著一個女孩的手，戴上結婚戒指，漫步在人生的路上。

一般人都只在生存著，日日在瑣瑣碎碎中淹沒，光是活著就花完了所有的力氣。老闆說他只想平凡過日子。人來世間一趟不容易，對生命要帶點敬意。

平凡是千帆過境後，靈魂的平安。

平凡是看遍人世滄桑後，靈魂的淡然。

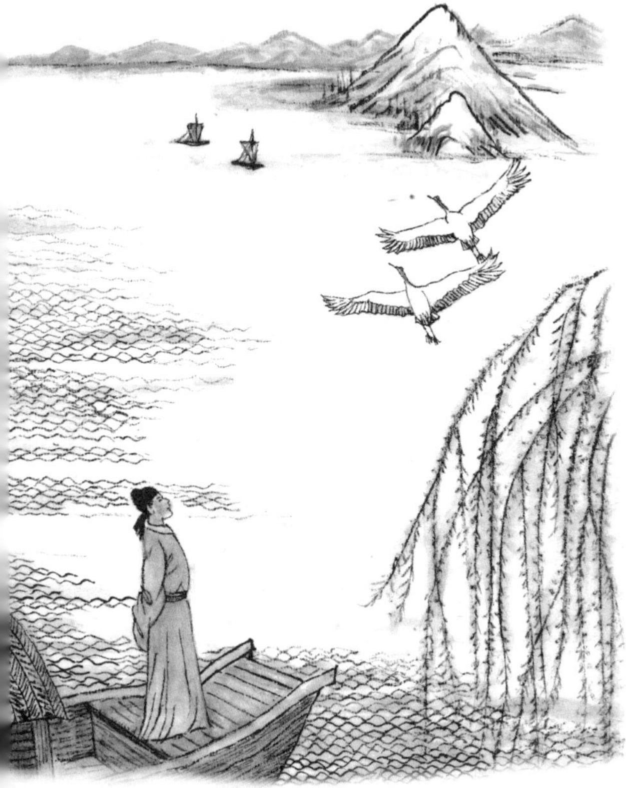

找回聲機

上帝創造耳朵，要給人類聽什麼？風聲、雨聲、讀書聲？還是內心的心聲？

一位24歲小伙子，學校剛畢業，滿腔熱血投入職場。他平日喜歡游泳，就擔任救生員工作，枯坐救生椅，沒多久，就不滿現狀。轉行幫大伯經營小商店，什麼小玩意都賣。小伙子腦筋動得快，也很勤快，年紀輕輕的，就當起了店長。

小伙子生意算好，白天很忙，晚上回家，最喜歡的消遣，就是看電影、影集。有一天晚上，看影片，看得正精彩刺激，激烈警匪槍戰，槍聲隆隆。突然，右耳有槍聲，左耳安靜，這是怎麼回事？

5小時後，左耳開始耳鳴，小伙子以前喜愛游泳，一個月總會耳鳴1～2次，就不以為意。次日到耳鼻喉科看醫生，吃了3天藥，左耳還是沒有恢復聲音的律動。

小伙子覺得不對勁，就到大醫院去檢查。結果，赫然發現，聽力障礙100分貝，屬極重度聽力受損。醫生說是耳朵中風了，即突發性耳聾，並說要立刻住院治療。

聽力障礙的分級

依國際標準定義：

正常聽力：25分貝。

輕度聽損：26～40分貝。

中度聽損：41～60分貝。

重度聽損：61～80分貝。

極重度聽損：81分貝以上。

依國家衛生署訂立標準：

聽力損失超過55分貝，算有聽覺機能障礙，可領取身心殘障手冊。

輕度聽力損失：55～69分貝。
中度聽力損失：70～89分貝。
重度聽力損失：90分貝以上。

耳中風，多發生在40～60歲，小伙子24歲就搶搭耳中風列車。耳中風發生率，為10萬分之5～20，小伙子就是那個少數的中獎人。耳中風黃金期為7天，離黃金期越遠越久，離重聽及耳聾就越近。正是青春年少，怎可陷入萬丈深淵？不論如何，健康第一。小伙子暫停業務，住院去。

小伙子不明白，為什麼他會耳中風？不是他不明白而已，連學術界對於耳中風的病因，至今不明。醫界所推論的致病因素，也只有10%～15%的病人，勉强對上號，其他85%～90%的病人，仍無法追根究底。

耳中風最常被列舉的三項病因：耳中小血管被堵，耳膜破，病毒感染。醫生在小伙子身上，就是找不到病因，檢查結果都是正常。醫生做手術兩次，直接在耳內注射類固醇。第一次打完針，小伙子覺得聽力好像有好一點。

小伙子住院，平日打點滴，內含類固醇，和促進血液循環的藥。住院5天，病情停滯不前。適逢新冠肺炎疫情，提高為第三級警戒。小伙子立即辦理出院，出院時聽力損傷為85分貝。醫生建議做電腦斷層掃描，查看是否腦部，長聽神經瘤。因為疫情，小伙子未回診。

小伙子一出院，即刻來看診。發病已過黃金期，爭取時間，直接針灸。

針灸處理

先從可能致病處下針，當晚小伙子看電影時，可能冷氣太強，直吹頭部，祛風寒，針百會、風池穴。空調太冷，熱脹冷縮，致血液循環不良，促進血液循環順利，針血海、三陰交、合谷穴。

年輕人得小感冒，大多不放在心上。小伙子發病前的小感冒，有可能上呼吸道有細菌感染，針合谷、中渚穴。《脾胃論》認為「脾不及，令人九竅不通。」健脾，是重要的打底工作，針三陰交、公孫穴。耳為腎竅，小伙子常熬夜，傷肝血、腎水，補腎，針湧泉穴；調肝，針太衝穴。

促進耳周循環，針翳風、顳三針。顳三針針法，耳尖直上入髮際2寸，旁開各1寸，由上往下透針。

開耳竅，針聽會、聽宮、耳門穴，有時輪流取穴，有時三穴同針。耳兩側屬少陽，暢通經絡，針陽池、足臨泣、俠谿穴。

我建議小伙子：搶時機，最好前10天每天針，之後一周針2次。但因為疫情嚴峻，一周針1～2次亦可。小伙子心急，怕來不及，前15天，每天都來針灸，不顧疫情顧耳情。

特別囑咐

※多食中空食物，以蔥、蓮藕最佳。

※勿食冰品、冷飲、寒性食物。

※晚上勿超過11點睡覺，睡覺時要穿長褲、襪子。

※做鳴天鼓：雙手掌稍用力平壓雙耳，雙掌心貼兩耳，食指交疊中指，往下，輕彈後腦勺，從上往下到枕骨，耳內如聞打鼓聲，連彈9下。一天3次。

※吹氣法：先深呼吸10次，停一下，再深呼吸1次，馬上閉口。右手拇指、食指捏住鼻孔，吹氣，使氣從耳咽管吹入耳中，感到鼓膜沙沙響即可。一天3次。

※捏耳尖、耳垂各36下，揉搓內外耳輪9下。一天3次。

針灸4次後，聽力檢查為70分貝。之後，因疫情，一直不敢去醫院檢查。自覺聽力恢復很多，但晚上常出現耳鳴。針灸一個月後，我和小伙子對話時，他可以馬上回應，不像以前，會猶疑，而且身體不自覺往前，才會聽得清楚。

等疫情降為二級警戒，小伙子回到醫院檢查，聽力損傷已降到40分貝，醫生說降到50分貝，就不影響正常生活了。小伙子想要更好一點，戒掉冰品、冷飲，熬夜。繼續保養三個月，一周針灸一次。

風聲，雨聲，讀書聲，聲聲入耳。找回了聲機，靜聽內心的心聲。細細聆聽：
「江天一聲雁，世事百年心。」（元．艾性夫）
「年光與人事，東去一聲聲。」（唐．薛瑩）
「院靜泉聲合，夜深蟲語多。」（宋．舒岳祥）

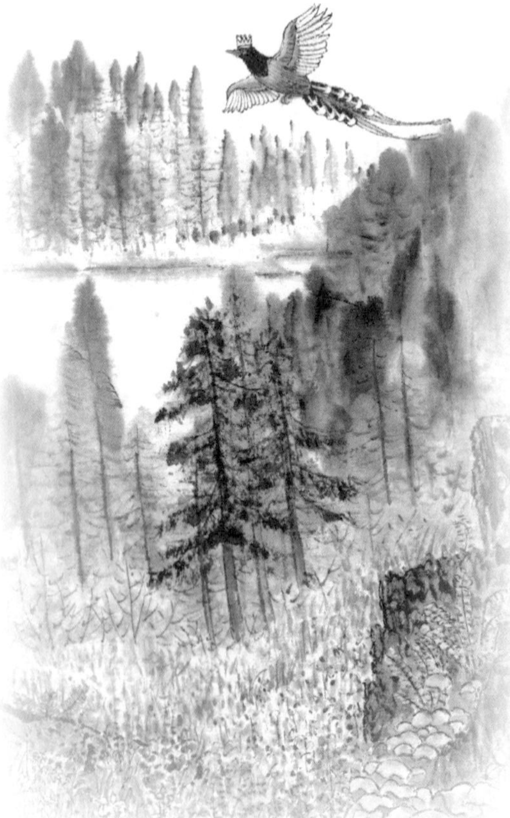

虎口弄牙

2021年5月，台灣新冠肺炎疫情，突發嚴重，升級為三級警戒，各行各業都受到很大的衝擊，疫災連鎖反應，紛紛出籠，生活習慣受到前所未有的衝擊。不知道是病毒衝擊了我們？還是我們破壞大自然，濫用藥物，衝擊病毒，釋放了病毒？大多數人都在為地球的毀滅，添柴加火。

由國外回國入境，需要居家或指定地點、集檢所，隔離14天，還要再自主健康管理7天，共21天。每天都會有疫管人員，電話追蹤2次，不得外出，不得搭乘大衆運輸工具。若不遵守規定者，會被罰款，最重可罰30萬元。

若被確診為新冠肺炎陽性，立即隔離，相關人士都要篩檢，更需要居家隔離14天。一旦染疫死亡，只有裝入裹屍袋，輕裝上路，在24小時内火化。沒有棺材，沒有親人隨侍在側，連親人最後一眼也見不到，不必看日子發喪入殮，更不要說是民俗的「做七」，只有默默的，孤獨的，在灰燼中，揮別塵世。

想進大醫院看診，要先篩檢為陰性，才可以進入醫院看診。即使複診，一樣要先篩檢為陰性，才得以看診。一般健保診所，開放視訊看診。

一位56歲女士騎車滑倒，左肩及鎖骨骨折脫位，醫生說因疫情無法開刀，只給她止痛消炎藥，我介紹她給一位中醫傷科醫生處理。

一位58歲男士，嚴重腰痛到在地上打滾，直冒冷汗，我懷疑是腎結石作怪，請他去大醫院掛急診，再急也要先經過快篩，檢為陰性才允許看病，4小時後才拿到醫生所開的止痛藥。

一位78歲阿婆右腹腫脹得厲害，經過觸診，我懷疑有長東西，請她去大醫院看醫生。檢查後，發現是肝長腫瘤，因疫情無法開刀，直接做化療。

……。有很多患者，有病能忍則忍，能不到醫院就不去，埋下許多隱藏炸彈。

什麼樣的痛，就真的忍不了？一位62歲女士，右下牙痛，痛得撕心裂肺，去給牙醫看，醫生說是牙根細菌感染，長膿包，因疫情無法作處理，只開了止痛藥，要她去大醫院治療。

女士經過一周的折騰後，來看診。女士眉頭緊皺，滿臉暗沉苦楚，右面頰非常腫大，戴著口罩都還十分明顯。女士牙痛到說不出話來，她很辛苦的陳述，還會胸悶，心悸，肚子稍微餓，人就會微抖，全身無力，口很乾，喝水都解不了渴，害怕自己會不會是血中氧量不足，擔心會不會快樂缺氧，或隱形缺氧。

針灸處理

看到女士牙痛到快哭出來了，痛到頭快爆了，先救急，速針二間、三間穴。右臉頰的腫痛，針頰車透地倉穴，霎時，牙痛立即減輕，但還是痛。繼續針合谷穴直刺、陷谷、耳垂根穴、患側頂顳後斜線下2/5。其中耳垂根穴，位於耳垂與面頰交界處，因下牙痛，針尖稍往後下斜刺。

針灸完當下，女士牙痛頓然停止，頓時面頰腫也消了一半。女士被牙痛折磨得一直想哭，一下子疼痛停下來了，也高興得不能自己，淚水在眼眶溜來溜去的，一不小心，就掉下來了。

女士在回家的半路上，還來電說她的牙痛，真的不痛了，頰腫也全消了，一直向我道謝。

次診，才加針胸悶，心悸，推測可能吃了太多太重的抗生素，傷了心氣，也有可能牙菌循經，入侵心臟，針內關、中府穴。再補陽氣，針百會穴。補氣血，針足三里、三陰交穴。牙齒屬腎，補腎水，針太谿穴。

針灸完，女士頓時胸口開，能吸到氣， 可以做深呼吸了。我請女士再去找其他牙醫，清膿引流膿水。有一位牙醫要將她的患牙拔除，女士不肯。找了好幾位牙醫，終於有一位牙醫，願意幫她處理牙膿。

牙痛處方用藥

採用科學中藥，用黃連解毒湯，解熱毒，解細菌性毒，其中黃連可謂是中藥的阿斯匹靈，可治心火上炎。此方性味大苦大寒，不可多服，久服，易敗胃，見好就收。

用清胃散，清胃瀉火，涼血消腫。牙床屬肉，為腸胃所主，本方尤宜胃熱所致牙痛牽引頭痛，牙宣出血，牙齦潰爛。

加蒲公英，消炎殺菌，消癰散結，還可保肝，健胃。

加細辛，辛溫行散，含揮發油，通竅，止痛。7天份，三餐飯後服。另外用中藥消炎粉擦牙。

第2診，女士的牙膿已清，仍用清胃散。

前方黃連解毒湯苦寒太過，改用甘露飲，治胃中之熱，牙齦腫爛出血，兼治濕熱相搏，致胸悶、氣短，飢煩不欲飲食。解女士之前所服西藥的消炎藥，所造成抑制腸胃蠕動，仍加蒲公英作為收尾。7天份，三餐飯後服。另用消炎粉收功。

女士服2周藥後，竟有飢餓感，並不再感到口渴煩躁，牙痛牙病告一段落。

第3診，處理女士胸悶，氣短，易倦怠。

心臟處方用藥

用溫膽湯，消炎，理氣，安神，治膽胃不和，痰濁內擾，亦治神經官能症，冠心病，狹心症。女士的雙眼，是典型的溫膽眼，大大的，水汪汪的，濛濛的，一派痰飲之象，心臟是有中空的器官，容易有痰飲。

用苓桂朮甘湯，抗發炎，調節免疫系統，尤宜中陽不足，胃弱，脾運失職，有停飲所致的痰飲症，能保護心肌細胞，亦治氣道阻塞，心肌缺血缺氧，慢性心力衰竭，神經衰弱。

用炙甘草湯，强心，養血，滋陰，補心氣，通心陽，可調節心臟器質性疾病。亦治病毒性心肌炎，心內膜炎，自律神經失調。7天份，三餐飯後服。

服藥後，女士就不會稍微飢餓就微發抖，及全身無力。而且她自己形容整個心臟都開了，女士原以為是血糖太低所致。她的精神，腸胃好很多，很驚喜的說，我的藥有能量，我的針灸能量很强，針灸後的舒暢，有說不出的快活。

我交詩女士做牙齒的保健操，健心操，並用中藥牙粉每天按摩牙床。終於，結束一場牙齒風暴。

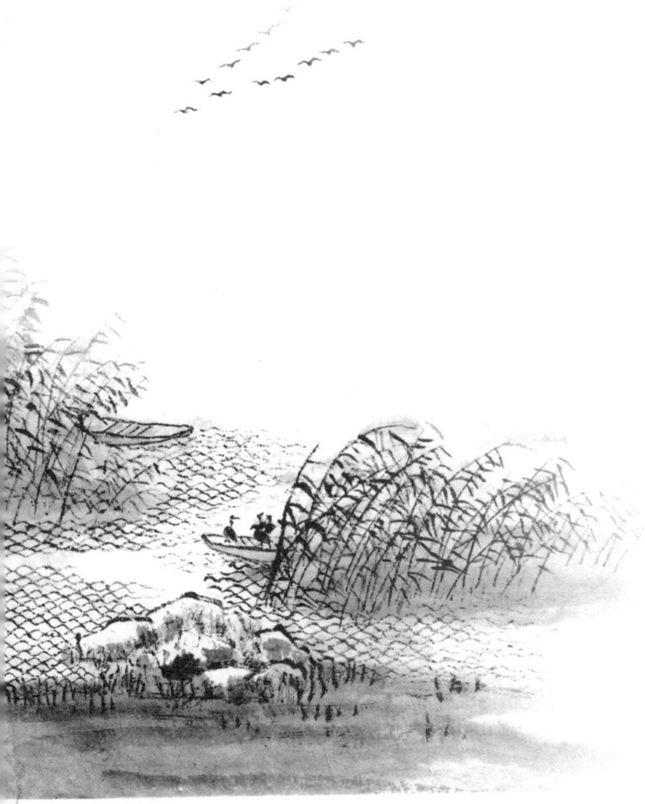

童心未泯

童年青梅竹馬，大家玩在一起，童心未泯，童言童語，天真無邪，玩得很開心，直到人心識盡童心泯。

人的組織器官中有自主神經，能離體一段時間，還能自主運作的有哪些？一是心臟，稱心神。二是胃，稱胃神。懷孕是否成功，取決於是否有胎音，妊娠六周胎兒開始出現心跳，檢查有心跳後，孕母才可以領「媽媽手冊」開始做產檢。

有些新生兒，雖然有心臟，卻是有破洞的心臟，該怎麼辦？

一對小夫妻，在基層做勞工，為了拚經濟，不敢生小孩。等拚了好幾年，終於邁入小康了，就很想圓孩子夢。多年來，親朋好友的關心，小夫妻差點擔心自己的生育能力。

很慶幸的，小夫妻沒有借助醫療，就順利懷孕，皆大歡喜。孕母雖已是39歲年齡，仍身强體壯，照常工作，手腳俐落，照樣大口大口喝冰水，天氣那麼熱，汗水一直流，不吃冰的，怎麼受得了？

十個月了，懷孕過程順利，孕母雖然高齡，生小孩卻像生雞蛋，順利生出一個小男嬰，真是可愛極了！雖然小男嬰的哭聲不夠宏亮，卻不減父母的雀躍之情，如獲至寶。

初為人父母，緊張加高興，快樂時光總是很短暫，父母很快的就發現小寶貝，稍微哭一下，嘴唇就有點發紫，常常溢奶，很不好餵食，很瘦小，臉色有點蒼白。雖然小心呵護，小寶貝6個月了，好像沒長大多少，很擔心的，帶去給小兒科醫師看。

經過醫生檢查，發現小男嬰得了：心室中隔缺損症。父母聽了，感覺好像很嚴重，嚇壞了！那是什麼跟什麼？會怎樣？

什麼是心室中隔缺損症

※正常心臟有左右兩個心室，室與室中間，有中隔如有分隔島分隔開來，心室中隔上有破洞，即稱為心室中膈缺損。

※是新生兒最常見的先天性心臟病，占33%，約300名活產兒中，就有1人中獎。

※50%～70%的患者，等長到6～12個月大，心室中膈缺損會慢慢變小，或完全閉合。隨年齡增加，閉合的可能性越來越小。

慌慌張張的父母，聽不太懂醫生的醫理解釋，但一聽到要開刀，就非常惶恐，嬰兒還那麼小！獨生子會不會，就因此命喪刀下？

醫生說足月產嬰兒，體重大於2.5公斤，手術成功率99%，可是，萬一心肝寶貝，就是那個倒楣的1%，如何承受得了？

醫生又說，小嬰兒的室中膈缺損，位於三尖瓣室膈瓣下，屬膜周邊缺損，也有自行閉合的機會，可以等到小嬰兒一歲時再開刀。於是，這對夫妻，小心翼翼的，照顧小寶貝，到處求諸神佛菩薩保佑命根子。

小寶貝好不容易長到一歲了，還像個小不點，父母總覺得小孩瘦弱，怎麼承受得起手術？又猶疑了，就這樣一拖再拖，拖到小男孩9歲，父母每天都心驚膽顫的，唯恐小孩有什麼三長兩短的，要怎麼向祖宗交待？

小男生來診時，狀況是：胸骨有點突起，很容易流汗，常冒冷汗，很容易疲倦，走多點路就喘，嘴唇發紫。更不用說運動，小男生從來都不知道，跑步是什麼滋味？只能眼巴巴的，看著同學追逐嘻笑打鬧。

小男生臉色慘白，毫無血色。如果不是眼睛會動，還以為是殭屍，連眉毛也淡淡的，稀疏的。他怯怯懦懦的，問話都不回答，都是媽媽代答，走路步伐沉重，也很沒勁，讀書無法專心很久，身高130公分，體重30公斤，室中膈缺損1公分，又有心臟瓣膜閉鎖不全的問題，還有11顆牙齒長不出來。

雖然是好朋友極力的推薦，父母仍然用疑惑的眼神，問：「中醫可以治療這種疑難雜症嗎？」既然不想開刀，只好試試看中醫。

針灸處理

小男生很怕針，在多方鼓勵下，第一次，只針頭皮針的胸腔區，約眉衝穴透向眉頭方向。第2診，加提補陽氣，針百會穴。第3診，加調理脾胃，針足三里穴。心室中膈含肌肉組織，脾主肌肉，健脾，針三陰交穴。

心為陽中之太陽，補心陽，調節心臟功能，針內關穴。小男生留針時，坐不住，稍微動一下，內關穴會痛，以後就不肯針此穴，改用按摩。補氣血，針足三里、三陰交穴。

後因新冠肺炎疫情變嚴重，只針頭皮針，針百會穴，胸腔區，額旁2線，約頭臨泣透向瞳孔方向，一周針灸1次。

處方用藥

小朋友沒吃過中藥，要先讓小孩肯吃藥，就要注意藥味的口感。

用苓桂朮甘湯，安心神，溫心陽，健脾化氣，僅4味藥，卻可撥雲見日，如千軍萬馬之功。

用小建中湯，可治心因性的神疲乏力，少氣虛怯，調補脾胃虛寒，補氣血，還治消化不良，又可治氣虛感冒。是强壯劑，是心臟藥，亦可做矯味劑。

炙甘草湯，又名復脈湯，能滋陰養血，溫陽益氣，氣血陰陽雙補，可治胸悶，頭暈，自汗，疲乏無力。能治太少（太陽少陰）兩感的感冒。屬心臟功能性、器質性調節用藥，尤宜二尖瓣脫垂，三尖瓣脫垂，心臟瓣膜閉鎖不全，室中膈缺損等症。與苓桂朮甘湯輪用。

一個月後，加濟生腎氣丸，補先天腎精元陰元陽的不足，並使心腎相交，增强心力。且為長牙做培本工作。

加骨碎補，溫補腎陽，强筋骨，牙為骨之一種，尤宜腎虛牙齒鬆動。

特別囑咐

※嚴禁冰品冷飲。勿喝咖啡、茶、酒。勿食太刺激食物。勿暴飲暴食。不要

吃太飽。

※少食寒涼性食物。吃水果要煮過，可吃葡萄乾、龍眼乾，少量分次吃。可佐食紅棗、蓮子、蓮藕、山藥、排骨。

※如果身體出現心因性浮腫，餐後喝2～5cc蛋黃油。

※避免情緒起伏過大，勿過度興奮，勿看恐怖片、懸疑片。

※健心操：掐小指、中指各9下。兩小指外側掌，互敲36下。拍肘窩36下。拍腋窩36下。

雙手十指用力張開9秒，用力握拳9秒，連做5次。

扶著牆，踮腳尖9下，漸至36下。

坐著抬腳，腳趾尖向後鉤，維持5秒，一次做一腳，連做5次。

※勿作激烈運動。體力差時，以健心操為主，多靜養。曬一點清晨和傍晚的太陽，尤其要曬到腳踝。

※體力好一點時，循序漸進運動，走2分鐘，休息5分鐘，慢慢加長走路時

間。以氣不喘，嘴唇不發紫為度。

※一年四季，都要穿長褲、長袖、襪子睡覺，冷天出門要戴帽子。

※自行按摩內關、膻中穴，每次36下，一天3次。請父母幫忙按摩背後心俞穴。

※每次刷完牙，按摩牙床9下，為長牙做準備。

※練習呼吸：一邊揉按內關，或中脘穴，一邊做鼻子連續吸氣2次，嘴巴吐氣一次，3次為一輪，一天做3次。之後可增加到吸吐9次為一輪。可增加血氧量。

隨著針灸次數增加，小男生的胃口漸開，走路比較不喘。針灸8個月，小男生身高140公分，長高10公分，體重38公斤，增加8公斤，那張童心未泯的小臉，終於擺脫慘白色，牙齒悄悄的，慢慢的，陸陸續續長出。

令父母最高興的事：心室中膈缺損，由1公分縮小至0.25公分，大大的減少了心臟的潛在危機。隨著新冠肺炎疫情升高，父母擔心，就結束療程。

無岸的迷航

2019年，新冠肺炎病毒如沖天炮，沖開魔界大門，魔爪無孔不入。2020年，是魔幻年，魔法千變萬化，人類招架不住，應聲而倒，一大片。2021年，魔高一丈，把人心、人性澈底翻了個朝天。

全球大瘟疫，疫苗公司研發疫苗，原需花十年左右的時間，需經過三期臨床實驗，檢驗合格，才得以上市。魔爪可沒時間等人哪！疫苗公司獲得緊急授權，免責權，打疫苗後所有的傷害、副作用，疫苗公司全不必負任何責任，只賺不賠。疫苗不到一年的時間，火速上市。

各國各方爭搶疫苗，疫苗一時炙手可熱，成為一劑難求的戰備物資，在魔網恢恢下，搶搭救命的渡輪，有如救星、救世主。疫苗相關產業股票，每天漲停板，長紅，帶動經濟復甦。

疫苗的號召力

※減少感染新冠肺炎機率。

※減少感染新冠肺炎後，轉成重症、死亡的機率。

※一個國家或地區，至少60%的人口比例，通過接種疫苗，產生抗體，或先前患有該病而獲得免疫力時，可達全體免疫效果（群體免疫源於獸醫術語）。

疫苗問題喧賓奪主，蓋過了新冠肺炎病毒問題，病毒猙獰嘲笑著人類自導自演的魔幻劇場，驚濤駭浪，暗潮洶湧，驚心動魄，並準備隨機應變。

新冠肺炎症狀

※發燒，頭痛，持續咳嗽，鼻塞，打噴嚏，流鼻水。

※喉嚨痛，嗅覺、味覺異常，噁心，腹痛，腹瀉。

※肌肉痠痛，疲勞，全身無力。

※嚴重肺炎，呼吸道窘迫症候群。
※多重器官衰竭，休克，死亡。

億苗吹落雪花片片

打疫苗後，世界各地，因個別體質傳出的副作用，有待研究：

※發燒，發冷顫，癲癇，顱內出血，昏厥，失重，斑禿，脫髮。

※頭暈，眩暈，頭痛欲裂，好像被車撞了好幾次。肌肉痙顫抖。

※注射處發紅，發腫，腫如硬幣，如乒乓球，腫硬久不消，疼痛持續2天～2個月。

※全身疲憊，全身無力，全身癱軟，臥床2～3天無法工作。

※舌頭腫脹，咽頭腫脹，淋巴結腫脹，肺栓塞。舊疾復發或更甚。

※多發性神經炎（GBS），免疫系統攻擊神經系統，以致四肢進行性無力，嚴重者呼吸衰竭。周邊神經病變。腦神經病變。

※關節炎，關節病變，全身關節酸痛，感覺異常，神經麻痺。麻木感，刺痛感。
※皮膚過敏，全身過敏，肢體瘀青腫脹痛，皮下出血性紫斑，皰疹感染。
※腹瀉，異常肚子痛，嘔吐，闌尾炎，尿失禁，腎小球腎炎。
※血壓異常飆高，低血壓，心跳突然加快，呼吸急促，心肌炎，心包膜炎。
※貧血，血栓，新生兒血栓，主動脈剝離，胸悶，隱形缺氧，呼吸困難，心肌梗塞，死亡。

新冠肺炎病毒，集古今病毒之大成，搖身一變，不怕冷，不怕熱，藏在細胞中，使免疫系統無法識別，超越人類智慧，壯大後引起免疫風暴，免疫自殺。變種的病毒，截至2021年9月，已有11種變異毒株，大搖大擺，根本不理會，針對原新冠肺炎所設計的疫苗，橫行肆虐。

一場暴風雨，吹醒了有良知的專家，吹醉了昧良心的專家，風起雲湧，陸續登上抗疫大戰場，大風暴中。

戰疫的火花

2021年6月21日，台灣因新冠肺炎死亡6例，因打疫苗死亡35人（多5倍）。同年，台灣7月2日～8月14日，境外移入，染疫145例，其中40例接種過疫苗，而接種1劑的有14例，接種2劑的有26例（較多）。

同年，英國感染新冠肺炎死亡中，有46%打過疫苗。

同年7月11日，泰國衛生部表示，6000多名，打過兩劑疫苗的醫務人員，仍感染新冠肺炎。

同年7月，全球施打疫苗率80%最高的國家，以色列衛生署，發布研究資料：打疫苗與未打疫苗者，染疫率幾乎一樣。7月22日發布：每日確診人數超過6000人。8月初，重症染疫者400例，其中240例接種過疫苗。病毒變異，疫苗促進病毒加快變異，變種的疫情爆發，有些地區打過疫苗者，占了染疫人口的多數。

同年7月，CDC報告：美國麻州疫苗接種率69%，感染者74%完全接種過疫苗。

同年8月26日，日本厚生勞動省發布：日本國內接種的莫德納疫苗中，出現

「會受磁鐵吸引的雜質」，可能含有金屬成份，要求停打同一批疫苗，163萬劑。

同年8月，以色列大規模接種疫苗後，進行研究分析，將BNT疫苗施打後，25種潛在副作用、不良事件發生率，研究結果，刊登在著名的《新英格蘭醫學期刊》。

同年8月24日，英國政府數據顯示，接種疫苗後染疫死亡率0.8%，未接種疫苗染疫死亡率0.15%，即接種疫苗後，染疫死亡率飆升近5倍。

同年8月27日，美國福斯FOX電視台報導，以色列高達70萬染疫人口的數據庫，全球最大型研究，結果：打疫苗者的「染病率」，比自然免疫力者，高27倍。人體自然免疫力，是疫苗免疫力的6.5倍。

同年3月22日至年底，台灣接種疫苗後，不良反應事件15463人，死亡1225人。

同年9月起，台灣12～17歲青少年都在校園接種第一劑BNT疫苗。施打疫苗後引發心肌炎20例中，17名為青少年，發生率為美國青少年的2倍，疫情指揮中心於11月10日宣布暫緩施打第二劑。11月29日，指揮中心發布：無發生不良反應之12～17歲青少年族群，間隔12周以上，接種BNT疫苗第二劑。

截至2021年底，全球至少有218個國家和地區，已接種超過91.8億劑疫苗。

蒼生的吶喊

2021年7月21日，希臘5千多民衆，在國會大樓外集會，抗議，反對强制接種疫苗的修正案。

同年7月24日，法國16萬人示威，反對强制醫護人員打疫苗，及疫苗健康碼政策。

同年7月24日，義大利多個大城市，成百上千人數，抗議示威，反對疫苗健康碼政策。

同年7月31日，以色列數百人，在特拉維夫示威，抗議新防疫限制，及施打疫苗措施，綠色通行證。甚至把疫苗比做納粹。

同年8月9日，英國倫敦，數千名示威者，抗議疫苗護照計畫。

同年8月11日，立陶宛首都維爾紐斯，衆多示威者，抗議政府歧視未接種疫苗者的措施。

同年9月9日，美國19名州長，2名州總檢察長，發表聲明，反對政府所頒布的，強制疫苗接種令。

同年10月23日，義大利全國各大小城市，數以萬計人民集會，高呼「不要豆苗證」，高唱「毒針往你的屁股插」。

同年，12月29日，臺灣前衛生署署長楊志良，前新聞局局長鍾琴，王群光醫師帶隊，向監察院抗議，強制打疫苗令違憲。他們已在12月8日取得超過5000人的網路連署附議。

疫苗安全嗎？疫苗成份是什麼？疫苗比病毒還可怕嗎？疫苗有含劇毒的氧化石墨烯嗎？疫苗的副作用是什麼？疫苗後遺症會在人體持續多久？疫苗會引起什麼免疫風暴？抗體只是警報器嗎？真正能殺死病毒的是白血球、淋巴細胞嗎？當抗體越多時，免疫細胞殺死病毒的機會越小嗎？疫苗會減少殺手細包數目嗎？

許多醫生、科學家、疫苗專家、病毒專家、生物學家、公共衛生專家，皆具名演說或發表大批研究報告，紛紛出籠，一時之間，甚囂塵上，眼花撩亂，比染疫更大的烏雲籠照著大地。不久，尚方寶劍出鞘，將「謠言，假新聞，反智，偽科學，陰謀論」斬首示衆，使之消聲匿跡，堅清壁野。

手無寸鐵的小老百姓，經過洗禮後，大排長龍，去打疫苗。

到處都有疫苗門檻。沒打疫苗，出不了國。

台灣高中高職以下學校，2021年9月1日開學，教育部發布：學校教職員工應完成疫苗第一劑接種且滿14日，或提供3天內快篩陰性證明才能入校，每隔7天必須做一次篩檢。

有些公司員工沒打疫苗，每周要篩檢為陰性，才能上班。因此無法上班的員工，雇主可以不支薪。……。

2021年，台灣7月26日疫情從三級，降為二級，不解封。幼兒園、托嬰中心、課照中心，開放條件：教師及工作人員疫苗施打率80%，未打疫苗工作人員，或疫苗接種未達14天，須有3日內快篩或核酸檢驗陰性證明，每3～7天定期快篩。

高中以下學期教學活動、補習班開放條件：未施打疫苗或疫苗接種未達14天，需有3日內快篩或核酸檢驗陰性證明，且每3～7天定期快篩。

2022年1月1日起，台灣教育、社福、娛樂產業員工需打完2劑疫苗。

苗苗點點滴

一位36歲業務員，要打疫苗前一天，害怕到澈夜不眠，她看了有關孕婦打疫苗後流產，生下死胎，嬰兒殘疾，發育畸形的報導。她正準備懷孕，她害怕打疫苗後，會不孕。

一位37歲工程師，全辦公室的人都打了疫苗，只有他沒打，他是家中獨生子，他害怕打了疫苗後，會不育。上上下下，每天都有人來問他，為何不打疫苗？

一位56歲美容師，沒打疫苗，先生不讓她出門，尤其禁她搭乘大眾運輸系統。

一位72歲獨居退休大學教授，沒打疫苗，兒子因此不敢回家看老爸。

……

一位76歲高中退休老師，站不穩，面色慘白，心跳加速，吸不到氣，急送去醫院掛急診，3天內，急診室5進5出。最後醫生一看到她，連檢查都沒作，藥也沒開，直接叫她兒子帶老媽回家，兒子只好載老媽來診所。

老師滿臉恐慌，頭還在暈。我問：「老師，妳哪裡不舒服？」說著，就針上百會穴，先止暈定神。老師昔日腸胃不好，經過治療保養，最近狀況良好，已有好一陣子沒看到她了。

老師半天說不出話來，舌頭打結，好像驚嚇過度，等兒子進來，我問他：「老媽怎麼了？」兒子說他幫老媽預約了，疫苗注射，過幾天就要打疫苗了，老媽就突發失重，昏倒，送到醫院，什麼檢查都正常，連醫生都很頭痛！

我問老師：「妳是不是很怕打疫苗？」老師哀怨的眼神，連連點頭，膽怯的說：「打疫苗已打死了1千多人，以老人居多，我不想做冤魂。」

針灸處理

受到驚嚇，針百會、神庭穴對刺。心悸，心慌，吸不到氣，針大陵、間使穴。為了怕打疫苗，已一周失眠，針印堂、太陽穴，由上往下透針。因疫苗引起恐慌，頭痛，胃痛，針中脘、合谷穴。吃不下，針足三里、三陰交穴。最後加針防疫穴：勞宮、太谿、太白、太衝穴。

針後，老師雖回神，但心有餘悸，再針3次後，才恢復正常。

搶搭無岸的迷航，蕩在無岸迷海中的人，大聲吶喊、低吟：上帝在哪兒？

心想事成

每個人都有願望，都希望心想事成。但有些事，心想了，事成了，卻可能讓人冒出一身冷汗。

一位56歲的女士，32歲時，與男朋友分手後，就打算終身天涯單飛。52歲時，患子宮內膜癌初期，為免後患，將子宮、卵巢、輸卵管，和周邊淋巴組織全部切除。並從職場上退下，專心養病。

女士更是因此走入了宗教，尋找心靈精神的寄託。常在寺廟中，虔誠的吃齋向佛，成了誦經人，祈求菩薩保佑平安，身體健康。但唸經人唸佛千遍，心也靜不下來。讀經書萬卷，也難放下各種執著，尤其是對病的强烈執著。

唸經人常常去作體檢，查看身體可能還有哪裡出問題。她勤於上網查看養生資料，有一次，看到子宮癌症易移轉到乳房的資訊，很是驚恐。之後，唸經人就每天專注乳房，小心查看有沒有變化。

有一天，唸經人感到乳房脹脹的，有點怪怪的，馬上就去醫院檢查。醫生說，乳房很正常。她小心起見，再到另外一家醫院檢查，醫生說，乳房看起來很正常，可能有點發炎。唸經人覺得不滿意，認為醫生沒有很認眞幫她檢查，又到另一家醫院檢查，醫生說她的乳房「可能」有癌症風險。從此唸經人踏上乳癌之旅。

唸經人每周專程，從北部大老遠跑到最南部，去給一位很難掛號的名中醫師看，候診就要花3個小時左右。名醫太忙了，沒有時間做針灸。唸經人不但給中醫看，也給西醫看，去找那位，說她有癌症風險的醫生看，並要求做自費化療。

3年多以來，已作30次化療，跑南部給名中醫師看診，也看了3年，很有耐心和毅力。

朋友建議唸經人兼做針灸治療，從沒有針灸過的她，毅然南下來看診。

唸經人頭上無髮，戴著假髮，面色蠟黃，眼胞浮腫，戴著眼鏡，敘述著她的病情，並說為了怕乳癌移轉，現階段，每4個月就作化療一次。

通常，未作過手術切除的乳癌患者，我都會做例行檢查，探看嚴重程度如何。我檢查唸經人的乳房：外形完整，沒有凹凸不平。觸診時，乳房組織有彈性，沒有硬塊，只是有些乳房纖維囊腫。乳房皮膚顏色，沒有特別的深色、暗色、橘色。乳房的溫度，也沒有特別比較高的地方。乳頭顏色正常，形狀也沒變化，沒有凹陷。再檢查腋下淋巴組織，都算正常。

我心裏退納悶，唸經人完全無乳癌癥兆，卻吃了3年的乳癌藥，做了30次的化療，還要繼續做，怎麼會這樣？實在令人百思不解？

唸經人主動拿名中醫師開的方子給我看。我看了半天，不知道是名醫的思路特別，還是名醫也拿她沒辦法，半年來名醫所開的藥，都是腸胃藥，安神藥，大同小異，都沒有直接針對乳癌用藥。

我特別注意一下，她病歷上的學歷，碩士。讀到碩士了，應該可以明理，可以好溝通吧！

當我告訴唸經人，她的乳房看起來退正常，並沒有乳癌現象。她不接受，總覺得自己的乳房，遲早要出問題，所以先作建設性、預防性治療。我聽了，差點沒有暈倒，無藥可救！

針灸處理

因為唸經人第一次針灸，也沒乳癌問題，就化療的後遺症，調理受傷的機能。補陽氣，針百會穴。掉髮，針血海、曲池穴。噁心，食欲差，針足三里穴。乳房保健，針肩井穴。調理情緒，針合谷、太衝穴。保養婦科，針三陰交、血海穴。第一次，針少，刺激量輕。

針灸完，唸經人容光煥發，精神爽，非常喜悅。我教她保養乳房的按穴，按摩法，和應注意的飲食和作息。說完，並告訴她，以後不必來診，只需要曬曬太陽，快樂過日子，心情最重要。

並提醒她，不要沒病求病，照她目前這樣的化療，化療藥物多數能治癌，也能致癌。當身體機能被破壞到一定程度，癌症真的就會找上門，真如所願，變成心想事成。

之後，唸經人仍繼續去名中醫那裏，做乳癌治療，仍繼續每4個月做化療一次，心想事成。

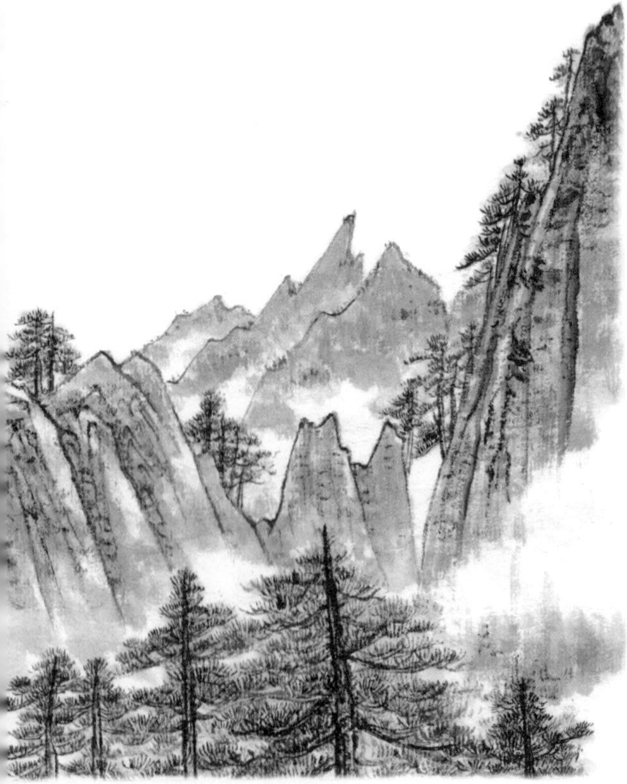

人生是無常的醒來

〈醒來〉是一首歌，2010年發行，釋隆琦作詞，李傑作曲：「

從生到死有多遠　呼吸之間
從迷到悟有多遠　一念之間
從愛到恨有多遠　無常之間
從古到今有多遠　笑談之間
從你到我有多遠　善解之間
從心到心有多遠　天地之間
……

人生是無常的醒來。」

人生什麼時候會醒來？被傷害的時候嗎？人最容易被誰傷害？陌生人？朋友？親人？一般的傷害，多能讓時間來治癒。被自己最在意的人傷害，往往傷得最深、最痛，也最久。如果傷害來自親人，無法逃脫，要如何解困？

一位51歲女性，未婚，在家排行老二，上有姊姊，下有妹妹。老二在一家貿易公司作內務員，因不善交際，老是受人欺負，常忍氣吞聲，這一吞，就是10多年。上班時，精神與工作壓力交相煎。

老二下班後，也不怎麼好過。完美主義的媽媽，操控欲很強，老是挑剔她的不是，嘮叨，責罵，用詞尖酸刻薄，這一罵，也罵了30多年。她一直都不敢回嘴，就這樣獨吞了，所有的怨氣，都埋葬在自己的青春裡。

青春飛逝，轉眼老二熬到更年期，潮熱，盜汗，心悸，失眠，眼睛乾澀，腰酸背痛，乳房有硬塊等症狀，一起添火加油，烈火焚身，如何是好？

老二從北部來看診，那雙烏黑的眼睛，隱藏的情絲，如漫長飛砂的絲路，一路牽到嘴上，露出無限悲情，瘦弱的身子，好似承載著千古的憂愁。當我檢查老二的乳房，左邊有不規則的硬塊，外表色青紫，皮膚溫度有點熱。

我問老二：「妳知道妳乳房得什麼病嗎？」她低沉的說：「應該是乳癌。」我再問：「妳都沒去看西醫嗎？家人知道嗎？」她說不想讓西醫把乳房給切了。也沒有讓爸媽知道，甚至也沒讓姊妹知道。連同事好友都沒人知道，這世界上只有我知道而已。

看她獨自承擔病情的悲苦，我輕握老二的手說：「妳在家庭的壓力，是不是很大？」老二低著頭，不知要從哪裏說起？話還沒說，眼淚先訴說，那內心的辛酸和悲傷，一顆顆傷心淚珠子，如斷了線的珠子，直落滿襟，爬滿地。

針灸處理

以前治乳癌，重點都從病理下手，專治腫瘤。但越多的經驗累積後，觀察到治乳癌，要從心理和情緒著手，於是花很多時間，試圖將患者心靈的心結解放，針灸的重點，尤重在肝經的疏泄。

先來個快樂針，針神庭穴，向印堂穴方向透刺、印堂穴由上向下透刺，用以疏通任脈、胸中之氣，兼治失眠、胸悶。疏肝理鬱，針太衝、期門、三陰交穴。胸悶、心悸，針內關、膻中穴。乳癌，針肩井、中府、乳根、膻中、太淵穴。解血毒，針血海、曲池、三陰交穴。

老二食欲不佳，很瘦，針足三里、中脘穴，兼疏通乳房的胃經。乳癌亦屬「冬傷於寒，春必病溫。」為少陰伏邪，袪寒，針關元穴。補營養，針足三里、三陰交穴。每次隨證加減，前3個月，每周針灸一次，另服水煎藥。

老二的病情，經過半年針、藥、心靈治療，症狀改善，因工作忙碌，路途遠，轉介其他醫生治療。老二臨走時說，她正極力說服姊姊給我看診，老大得乳癌一期，正在接受西醫切除手術。

我聽了很驚訝！姊妹倆都得乳癌，都在左邊。多年經驗觀察，乳癌的家族性，不全然是基因問題，而是同處後天的環境，尤其是家庭環境。更觀察到右邊乳癌患者，多與感情有關，與男朋友、丈夫的關係緊張。尤其男方霸道，有第三者，又不敢吭聲，或爭吵也無助於事者，最易中標。

而左邊乳癌者，多與家庭壓力有關，先生雖然很好，而婆婆像地雷，一不小心就會踩到，日積怨氣而無解。以前媳婦怕婆婆，現代婆婆怕媳婦，這種緊張家庭關係，由婆媳，變成母女關係，令人喘不過氣來。所以，這對姊妹花的病根，很可能就出在老媽身上。

大姐在有名的外商公司工作，經常出差國外。因為精明能幹，很得老闆器重，大姐可以同時兼顧幾項業務，一天工作十個小時也不累，精力過人，在很短時間內，晉升為主管，很拚呀！

有一次，大姐自己檢查察到乳房有腫塊，剛好有同學在腫瘤科服務，拉她去檢查，腫瘤2.5公分，切片結果，是惡性的。所以就放棄美好的前途，與外國男朋友分手，專心治療乳癌。大姐手術做完，並做4次化療，用最好的化療藥，每次自費花3萬元，化療第3次，就接受妹妹建議，兼用中醫調理。

一個艷陽高照的午後，老二打電話給我，說她終於敢和老媽回嘴、頂嘴、對罵，火藥庫經宣洩後，竟感到從沒有過的一身舒坦，胸口也不悶不緊了。但是，老媽的性格依舊，家中的火花，依舊時時閃爍在天花板上。

大姐經過2個月的調理，平安度過化療，沒有任何不舒服，感覺一切狀況良好。就載爸媽一起來調理身體，終於見到傳說中的關鍵人物。

80歲的老媽，仍眼神銳利，時不時就發號施令。82歲老爸的安平之道，就是：隨她去，無可奈何，全盤接受，以免發生紛爭。二老保養的是老人症，失眠，頭暈，腰酸背痛，腰腳無力，眼睛模糊酸澀。老媽要我特別治療，老爸的耳鳴，重聽，幾乎耳聾，健忘，和老人癡呆現象。

二老保養2個月後，老媽很滿意，她倆老的身體狀況，都有很大的改善。但老爸始終都是面具臉，無論我怎麼逗他，老爸都面無表情，只要太座在旁，老爸就不敢放肆，不敢造次，以免遭到無妄之災。

大姐的心結，經過多次心靈對話，反而在疾病中，生命逆轉，檢視自己的人生後，一切釋懷，豁然開朗，沒有乳癌的苦惱與恐懼，反而因禍得福，感到自己從未有過的輕鬆、幸福，找到了自己的靈魂。相由心生，大姐的臉看起來很光鮮亮麗，年輕許多，更添女人的魅力。

另一邊，二姐已半年多未來診，打電話來，訴說她自己的近況，她因為腰閃到，醫生幫她放血，放血對體弱的她來說，好像在洩氣，她幾乎崩盤，全身無力，吸不到氣，不得不請假休養。

二姐如果是閃腰，放血效果應該很好，怎麼會反差？會不會是癌症移轉到骨頭了？她的聲音會喘，說話常停頓，真擔心是不是癌症移轉到肺？我意識到老二的狀況不妙。

我問大姐：「妳知道妹妹得什麼病嗎？」大姐搖頭。同樣的問題再問老媽，老媽還是搖頭。我很驚訝！怎麼都沒人關心老二？她的狀況已經很差了，怎麼都沒人察覺到老二的病狀？我覺得應該讓家人幫助她，要給老二和媽媽一個解怨氣的機會。

於是，我告訴她們家老二的實情之後，母女倆都很驚訝！我很沉重的跟老媽說：「妳可知道女兒的病，很大的原因，是因妳而起的嗎？解鈴還須繫鈴人，請老媽口下多留情，您的金口，是把利劍，一直在殺傷女兒。女兒都那麼大了，您也都那麼老了，還那麼會管。家是需要愛的地方，不是講權威的官場。」

老媽聽了，氣得怒不可抑，怒目圓睜的，眼神有殺氣，好像在說：「我家的事，要你管。」大姐卻在老媽背後，伸出大拇指，向我比讚。

等老媽到針灸房，大姐才說，她的乳癌也是被老媽罵出來的，老媽從不講理，只要沒有照老媽說的去做，老媽就生氣，大發雷霆，家裡就上演白蛇傳的水漫金山戲碼，掀起波濤洶湧，搞得全家雞犬不寧，最後大家都放棄了掙扎。現在大姐已學會放下，任由老媽咆哮也不再激起一絲波浪，可老二還在煎熬中，搖搖欲墜。

老媽一氣之下，不再來看診，大姐仍載老爸來針灸。沒有老媽在旁，老爸一進門就笑容燦爛，還主動談天說笑，前後判若二人。大談他的股票經，他很會看上市公司的財務報表。說到打高爾夫球，更是樂不可支。原來老爸是那麼可愛，聽力竟然是正常，只是在老媽面前裝聾，還裝傻，真有智慧啊！

有一天，82歲的老爸，不知哪根筋被撩動，竟對正在發號司令的老媽，大聲咆哮：「妳不要再把我當布偶耍，妳再這樣，我要和妳離婚。」老爸樻上開花，也把老媽震攝住了，女兒們大吃一驚！家要變天了嗎？

有一次，老二吸不到氣，急送醫院，檢查結果，老二的乳癌，已移轉到肺、肝、骨頭。怎麼那麼嚴重？老媽這時才慌了，對女兒悉心照顧，落得白髮人照顧黑髮人！儘管新冠肺炎恐怖肆虐，卻沒有比看到女兒乳癌爆破，所流出的惡臭味，還令老媽感到恐怖。屋漏又逢連夜雨，老三女兒，隨後也證實得了乳癌。

天下無不是的父母，虎毒不食子，儘管老媽儘心照料老二，但，一切都太晚了！最終，還是白髮人送黑髮人。

彷彿中，無明中，〈醒來〉的歌聲響起：從生到死有多遠？呼吸之間……人生是無常的醒來。

置之死地而後生

人生自古誰無死？人生百態：半死半活，百死一生，方生方死，貪生怕死，活著還死。生死存亡之際，有可能置之死地而後生嗎？

一位43歲女士，住在南部，擔任小學老師。嫁了個體貼的好老公，生了一個漂亮的女兒，衣食無缺。公婆待她如親生女兒。這麼幸福美滿的女人，怎麼會得憂鬱症？

老師有服身心科的西藥，2年來，病情反而越來越嚴重。於是，先生載著愛妻來看診。當老師走進診間，步伐優雅，長得清秀，身材姣好，皮膚細緻，臉上沒有斑點，沒有皺紋，只有落寞的眼神無處安放。而且老師在病歷，基本資料上所寫的字，非常工工整整，很秀麗，怎麼看，都看不出有哪點精神異常？

老師謙恭有禮，說話柔和，聲音委婉好聽，令人產生好感。是紅顏薄命嗎？

老師說沒幾句話，就拿出A4紙2大張，上面寫得滿滿的，有關她不舒服的症狀，從頭到腳，無一是處。看了就頭痛，傷腦筋！

老師自幼生活在幸福小康的家庭，深受父母疼愛，沒有受到什麼重大刺激，也沒有生過什麼大病，學業都順利完成。為什麼會憂鬱？什麼事情引起憂鬱的？一問三不知。無根的浮萍，這要怎麼處理？還好，老師可以接受針灸。

針灸處理

鎮驚安神，失眠，針百會、神庭、印堂穴。肝氣鬱結，痰擾神明，針合谷透勞宮穴、太衝透湧泉穴，輕刺激。肝鬱氣滯，致脾胃不和，吃不下，大便不爽，針中脘、足三里、公孫穴。心情鬱悶，心脾兩虛，心悸，針膻中、內關、間使、足三里穴。

心血虧虛，補氣血，針足三里、三陰交穴。頸項酸緊，易感冒，針風池、曲池、合谷穴。全身酸痛，針合谷、太衝穴。補陽氣，使心情不晦暗，針百會、關元穴。頭暈，常站不住，行走無力，針百會、氣海、關元、陽陵泉穴。

針灸完，老師臉色紅潤，感覺人輕快多了，可是一回到家，病情如故。之後，憂鬱症加恐慌症，雙向夾功，使得老師除了上班，哪兒都不敢去。

一個月後，老師才來複診，這次老師寫了3大張紙，全是有關身體不適的傾訴，內容增加了恐慌諸症。我教她按摩神門、合谷、內關穴，都不見效。

又隔2個月後，老師才來看診，說是針灸當時精神有好一點，但也都是一回到家，就死灰復燃。大家都不知道怎麼辦？西醫只好加重藥的劑量，老師服藥後，人變得萎靡，幾乎無法去上班。

一別又是7個月後，老師才出現診間，這樣零零落落的看診，10個月針灸3次，要怎麼治病？沒辦法，因為先生太忙，無法常帶她來看診，此時的先生，依舊體貼入微，沒有不耐煩，沒有抱怨，只有臉上多了皺紋，和憔悴的愁緒。

現況是，老師一周只能勉强上一天課，或2個半天的課，其他的課，都花錢請人代班。老師的薪水，幾乎都花在代課費上。因年齡的關係，還無法辦理退休。一直請假，恐會被以不適任教師為名而遭資遣，有失面子，怕留下不好的紀錄和名聲。又不甘心就此離職，可能什麼錢都拿不到。於是，硬撐哪！能撐多久，就算多久。

因為先生要上班，老師必須自己開車半小時到學校，恐慌一路伴隨左右，每次的上下班，都是一項艱鉅的考驗。我送老師一個鑲著「法輪大法好」的水晶蓮花，請她掛在車上，給她祝福，並鼓勵她，一定要戰勝恐懼。

然後，又是7個月沒有來診，但常打電話來訴苦。這次看到老師削瘦許多，一樣憂鬱，一樣恐慌，為什麼太陽也一樣每天東昇西落？毫不在乎她的落寞？

老師這一去，就是4年多不見，因為最疼愛她的父親往生了，她悲痛得無法出門，每天萎靡不振，先生再忙，也不得不接送愛妻上下班。

好不容易，老師歷經了2年的煎熬，走出喪父的夢魘。但造化弄人，老師在生活上極度依賴的先生，竟然在毫無徵兆，毫無預警下，突然心肌梗塞，撒手人寰，一命嗚呼，晴天霹靂！風中殘燭，命若懸絲，搖搖欲墜，如何度過殘酷的餘生？

此時，老師已過半百，好不容易熬到可以辦理退休了，可以好好養身了。可是空蕩蕩的房子，睹物思情，更添憂鬱，更加恐慌，追魂奪命，曾經讓她逃之唯恐不及的學校，反而成為她的避難所。

先生往生後，老師出門必須自己搭車，恐慌的魔手，老是彈著她的胸口，每天針鋒相對。憂鬱症加疊恐慌症壓頂，再次，老師請朋友載她來看診。

老師坐上診椅，第一句話是：「請醫生幫我看看，我還可以繼續教書嗎？」我診查了一下她的身體狀況，為了鼓勵老師，我斬釘截鐵的說：「妳可以，妳一定可以的，妳的身體狀況，可以應付教學工作，只差妳再堅强一點。老天讓妳置之死地而後生啊！以後一切要靠自己，要堅强。」老師聽了，眼睛為之一亮，針灸後，很高興的回家，簡直是脫胎換骨。

就這樣，纏鬥了11年的恐慌症，因老師最親的人死亡，最堅强的人，最愛他的人，都已相繼往生，離她遠去。最柔弱的人，卻在死生中，如夢覺醒，療癒了自己的靈魂。

天是棺材蓋

1987年，香港電影《監獄風雲》，由林嶺東導演。1991年，續集《監獄風雲─逃犯》，獲得香港電影金像獎7項提名，由周潤發、梁家輝、張耀揚主演。〈綠島小夜曲〉是該片主題曲之一。之後，民間入獄，用「去唱綠島小夜曲」來做隱喻。

有人的地方，就有江湖，江湖就在人心嗎？江湖上黑與白，到底誰更黑？誰更白？該片對人性的詮釋，絲絲入扣，扣人心弦。片中黑幫老大，一生都在逃亡，在越獄途中，卻感慨的說：「最安定的地方，反而是在監牢。」如果人生最悲慘的事，是「生無紮根處，死無葬身地」。人性的醜陋，會不會被掀到極致？

英雄路短，人在江湖，怎能不挨刀？黑幫老大的回應，竟是：「天是棺材蓋，地是棺材板，喜怒哀樂事，全在棺材裡。」此經典名句，震撼著人世的無奈，人間的悲情。人生像十字繡，表面風風光光，後面錯綜複雜。

白頭偕老，是給結婚新人，最佳的祝福。現代人的離婚率很高，結婚10年以上離婚率，高達43.4%。所以，白頭偕老，很不容易，很有學問，但是好不容易到白頭偕老，然後呢？

如果家是座監獄，越獄之後，在外漂泊不安的心，有比在家被困的心，更悠遊自在嗎？

一位56歲女士，在公家機關擔任科員，已6年未來診，蓬頭垢面，坐上診椅，半天不說話。雖然她掛著口罩，戴著眼鏡，依稀可以看見那雙眼眸，透出無限悲淒的眼神，好像悲傷的，連一句話都說不出來，好像只要一開口，就會如黃河決堤般的，無法自拔，是得了什麼重大疾病嗎？山雨欲來風滿樓。

等了一下，我先問：「好久不見，妳還好嗎？」這一問，如水管爆破，她強忍的眼淚，不聽使喚，直奔而下，話未說，淚先訴，我輕握她的手，問：「發生什麼事？慢慢說。」

科員好像鼓起了很大的勇氣，好不容易，吐字：「先生出軌了！」哦！先生出軌，也可以成為看診原因？家庭風暴！我問：「先生是什麼職業？」出軌和職業有關嗎？科員含著淚答：「已退休10多年了，以前在林業工作。」

抽絲剝繭，我再問：「對方是什麼人物？」科員的眼神，由悲轉恨，答：「只知道她比先生小30歲。」我好奇的又問：「妳先生幾歲？」科員氣憤的答：「75歲。」

我一聽，忍不住的笑了：「哦！先生大妳19歲。喂！小姐，把眼淚擦乾啦！有人幫妳照顧老頭子，妳要高興才對。最重要的是，把家裡的錢看緊了。」科員聽了，傻眼了，滿臉錯愕！醫生怎麼這樣？有這樣解套的嗎？她很不甘願的說：「真沒想到，這麼老了還會出軌？」

依據內政部公佈資料：國人平均壽命，民國99年是79.2歲。民國109年是81.3歲。民國109年男性平均壽命78.1歲，女性平均壽命84.7歲。全球男性平均壽命70.2歲，女性平均壽命75.0歲。推算一下，那位先生還有幾年壽命？離棺材還有多遠？

分析一下，我說：「哎呦！小姐，妳每天在上班，先生一人在家，很無聊，可能好玩而已。當先生發現自己還有『把妹』的魅力。雖然說，有可能是婚姻的致命力，另一方面，也可能是生命力。說不定，先生因此身體健朗，不會成為妳的負擔。他有回家就好了啦！他已進入棺材，快到底了，他的生命剩沒多少！算了啦！就放他一馬吧！」

愛不需要有理由，恨卻有千般理由。

幸福家庭都類似，不幸家庭千百樣。

科員彷彿一夜之間就老了，她一面抽泣著，一面拿出手機裡，先生與小三的合照給我看。其實，小三長得不怎麼樣，但她那如小鳥依人的姿態，很能擄獲男人的心。先生雖然75歲了，但頭髮還是遺傳性的黑髮，皮膚黝黑，所以看不出年齡。

科員又把先生寫給小三的情書，在手機上給我看，她怒氣沖沖的說：「他竟把祖先神明，拿來表達對她愛的宣誓，怎麼可以無恥到這種地步？內容肉麻得很！」真是的！這個老頭子，偷腥也不擦擦嘴！

黑夜給了我們黑色的眼睛，是要我們用它尋找光明。

要如何安撫受傷的心，我說：「唉唷！妳被恨沖昏了頭，先生是為了討好那位小姐，使出渾身解數，他說謊，別當真！男人，只是假裝成大人的小孩。」能夠把老男人思想搞亂的，就是這種美女。

在愛情裡，沒有是非對錯，沒有誰對不起誰，只有誰不珍惜誰。

看著橫眉怒目的科員，我說：「先生不是妳的財產，他不屬於妳。同樣的，妳也不屬於他。出軌是他的事，先生的感情他自己負責。所謂丈夫，是距離一丈之內，才是妳夫。但現代社會演變成，丈夫在一丈之內，未必是妳夫。老公的現代意涵，唯一能確定的是，他是公的。想開一點啦！」

「先生出軌，對妳而言，是一級傷害。妳整日悲憤交加，以淚洗面，失眠痛苦，是二級傷害。一級傷害是先生給的。二級傷害是妳加諸自己的，妳把先生的錯誤來懲罰自己，妳會老得快哦！真心換真心，換不來就死心。」

「妳看妳，頭髮亂亂的，衣服舊舊的，臉臭臭的，像個黃臉婆，妳都不愛妳自己了，誰會愛妳？從現在開始，把自己的人生整理一下，找回自己的生命價值。

好好的打扮自己，穿好看的衣服，不是給先生看，而是愛自己，讓自己快樂。買好吃的，去玩好玩的，活出生命的精彩。再冷眼旁觀，看老公，看他螃蟹橫行到幾時？」

「如果妳已用盡全力，還是無能為力，乾脆放下。妳放下後，說不定，老公反而緊張，擔心妳不理他，憂心他再老一點時，沒靠山，就會摸摸鼻子，乖乖的自己爬回來。」

針灸處理

憤怒的火，先掃蕩一下，針神庭、太衝穴。失眠，頭痛，針神庭穴對刺、印堂、太陽穴。肩頸僵硬，針風池、曲池、合谷穴。眼睛哭到紅腫，針睛明、攢竹穴。吃不下，針足三里、三陰交穴。胡思亂想，針百會、本神穴。

針灸完，科員的臉已非常平靜，似有所悟。出針後，還向我揮揮手，迷茫的眼神變得堅定，臉已不再扭曲。

精心編織的錦衣圖，拆除只須輕輕一拉。

沒過多久，雙方東窗事發，親朋知悉。果然，科員的先生，浪子回頭。回到家裡，一切都沒變，但也一切都變了。一樣的你，一樣的我，而我大有使性子的本錢，而你只有慢慢的老去。

世界很大，大到人會活得很迷茫。天是棺材蓋，地是棺材的底，任人翻天覆地，多絢爛，多悲壯，都在棺材裡。

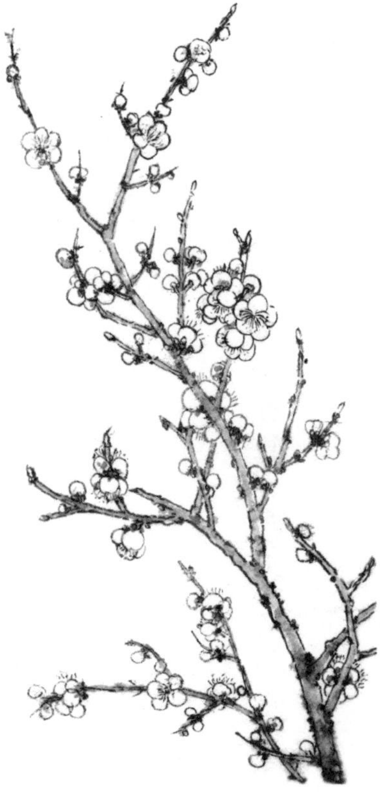

聞香不下馬

斷食的風氣在民間風靡，流行有時像傳染病，誰會應聲而倒？誰又能脫穎而出？

一位30歲女士，在資訊業擔任工程師。雖年輕，卻想早生貴子。年輕的先生25歲，充滿了年輕人的朝氣與夢想，對於有沒有小孩的問題，無所謂，沒想那麼多。可工程師卻認為，自己快要成為高齡產婦，就急於想生小孩。

有些事，急不得，欲速則不達，倆小口未避孕，2年了，送子觀音始終未上門。夫妻倆來調不孕症，斷斷續續看診。一年後，驚得喜訊，樂不可支。

大部份的嬰兒出生，就哇哇大哭，哭聲可以鑒別嬰兒健康狀況。這位被期待很久的小寶貝，似乎不情願做人，出世時，哭聲低怯，嘴唇帶紫黑色。護士說嬰兒的哭聲太小聲了。

初為人母，喜獲麟兒，沖昏了頭，猛然驚醒，工程師才問醫生：「怎麼會這樣？」醫生說：「可能嬰兒吃到胎便。」嬰兒就在出世的第3天，魂歸西天，人生眞短啊！

失去寶貝的工程師，痛哭了很久，擦乾眼淚，再接再厲。她怕自己年齡，越來越大，越不利生產，來診所調理幾次後，等不及，就逕自去做人工受孕。很幸運，8個月後，工程師再度懷孕。但妊娠的喜悅掛在眉稍，很快就跌碎。當妊娠第六周，因胎兒無心跳而流產，工程師再度受到極大的打擊，看到別人懷孕生產，就暗自流淚。

我勸工程師要暫時避孕，讓受傷的子宮修復，休息至少半年。有些事，要看老天的旨意。工程師流產後2年，肚子始終沒有動靜，她急切的繼續努力，想方設法尋求生子之道。

有一天，工程師在網路上，看到一則訊息，眼睛為之一亮。有位女士去參加一個斷食營後，竟然懷孕了，這眞是極大的誘惑力。工程師立刻請假，迫不及待的，帶著雀躍的心情去參加斷食營，為期7天，費用1萬2千元。

斷食課程：3天斷食，3天復食，最後1天吃大餐。禁止抽菸、喝酒、吃藥、外食、私食、使用手機和電腦，禁止談論美食。每天早上喝2000cc檸檬水，1000cc水。一天要喝3000～5000cc的水，配合靜坐，瑜珈，水果斷食。

第1天，報到，課程解說。

第2天，喝檸檬水2000cc。工程師只能喝到1600cc，再也喝不下去了，自覺身心愉快。

第3天，喝檸檬水1500cc，果汁斷食。工程師一喝水就吐，隨時都會想吐，有時就一直吐，感到口腔到食道嚴重灼傷，心跳直飆120～130下，喝檸檬水只能喝到1200cc，就到極限了。

第4天，喝檸檬水1000cc，無水斷食。工程師只喝檸檬水100cc。

第5、6、7天，工程師都喝不下檸檬水，只喝水3000cc，也全吐光了，心跳仍130下左右。工程師的心悸，主持人有為她做拍打服務，仍無法緩解。

課程結束，工程師立馬來診。

工程師只要想吃東西，就會噁心，走幾步路就很喘，上樓梯喘得厲害，上氣不接下氣，好像快斷氣。一吃東西就口腔痛，食道痛，肚子痛，想吐，心跳更快。時不時就感到胃氣上逆想吐。

工程師一進診間，臉上全無血色，一片死白，像個活死人，連嘴唇都是蒼白的，指甲也是慘白，說話很喘，很憂心！

斷食的淵源流長

斷食的歷史有7千多年，舉其要：

※一千多年前，阿拉伯醫學家伊文西納，用斷食法治病。

※哲學家亞里士多德、蘇格拉底、柏拉圖，常斷食，以激發精神力學。

※佛祖在菩提樹下，斷食，49天開悟。

※摩西上山取十戒前，斷食40天。

※耶穌在傳道前，在曠野，斷食40天。

※甘地說：「不做斷食，不成為祈禱。」他在一生中，斷食無數次。70歲時曾一次斷食70多天。

※1920年，愛爾蘭有9位領袖，為抵抗英國政治迫害，斷食94天。

※佛教六齋日，十齋日，過午不食，閉關靜坐。有些宗派修行，過午不食。

※9億印度教徒，在聖日斷食。

※回教規定齋戒月，必須斷食，每天日出到日落，連續一個月。

※埃及人每月斷食3日，灌腸，嘔吐，以清洗腸胃。

※南非人福斯特太太，在61歲時，斷食101天，為斷食最久的記錄保持人。

※中國有辟穀之說，源於先秦，流行於唐朝，最早記載於《莊子》。

※春秋戰國時期，晉國人單豹避居深山，辟穀，為史籍上記載最早的辟穀者。

※藥王孫思邈在《千金翼方》中，有專述辟穀，辟穀在道家中開始盛行。

斷食吸引力

※迫使啓動身體負責保護、修復機體的基因，分解老化細胞，讓幹細胞重生，再建免疫系統。

※細胞借由自噬作用，清理組織損傷，並予以修復，更新。

※消耗血中葡萄糖，促肝臟分解肝醣，而釋出葡萄糖來分解脂肪，再產生酮體，作為能量。

※排出累積在身體的廢物、毒物，清腸空胃。

※消耗超載過剩的營養。

※淨化血液，促進循環，穩定血壓，預防心血管疾病。

※促進肌肉、胞器更新，改善肥胖、脂肪肝、脂代謝紊亂。

※增加腦力、記憶力、判斷力，穩定情緒。

※有助控制血壓、血糖。有助戒煙、戒酒。改善失眠、便秘。

※改善銀屑病、呼吸暫時中止症、骨性關節炎、風濕性關節炎。

※辟穀，原為道家道士用來修道方法，最高達到「精滿不思淫，氣滿不思食，神滿不思睡」的境界。

※修煉丹道，進入境界後，不吃飯，不覺得餓，身輕健康。修道者先煉氣，使腸胃氣充滿，胃腸不空轉，而達到「氣滿不思食」境界。

斷食方法

※斷食全名應是，間歇性斷食法。

辟穀本意為「吸食空氣」，不食五穀，屬禁食法。不是挨餓，不是絕食。

※辟穀有二種：

一是服氣辟穀，絕食，調氣息。

一是服藥辟穀，不吃主食（五穀）。輔食：堅果、中草藥。一天一顆紅棗，或松子、核桃、桂圓、桃子、葡萄。

※辟穀期間，不吃任何食物，只喝水，須配合氣脈的調理，例如：靜坐，禪

定，瑜珈，氣功，太極。

※斷食52法：一周5天正常飲食，2天極低熱量（500～600大卡）飲食。

※斷食168法：一天24小時，禁食16小時，進食8小時。

※斷食186法：一天24小時，禁食18小時，進食6小時。

※斷食204法：一天24小時，禁食20小時，進食4小時。

※禁食期間：不吃含有熱量食物，只喝無糖茶，讓胰島素休息，讓升糖素分解脂肪。禁食酒、咖啡、大蒜、辣椒、零食。

※進食期間：只吃高纖維、低脂、低糖食物。不吃肉、難消化食物、酸性食品，每天喝水2500～3000cc。

※斷食日，只宜散步，避免運動，以防身體出現不適，甚至昏厥。曬太陽勿過久。

斷食後座力

※頭痛，眩暈，可能因水分，電解質流失，胰島素下降。

※失眠，眠差，可能因對斷食未充分認知。

※全身倦怠，昏睡，麻痺，四肢乏力。

※情緒不穩，脾氣暴躁，煩躁，憤怒，憂鬱。禁食期間，肚子餓又不能吃，食欲上來也不能吃。

※大量掉髮，耳鳴，視力模糊。

※面色蒼白，皮膚暗沉，皮膚鬆弛，面部皺紋增多。

※口乾，口苦，口臭，舌苔多。

※牙齦出血，口腔炎，口齒間黏膩苦澀，口唇粗糙，唇外皮剝落。

※心悸，心跳加快，血壓脈搏變化異常，畏寒，冒汗，發燒。

※食道逆流，胃痛，嘔吐，腹瀉。國際腸胃消化疾病基金會指出，每10個斷食人中，就有一個人患大腸激躁症。

※水果原汁，含高單位維他命C，各種果酸，久食易胃酸分泌，腐蝕食道、胃壁，造成糜爛性胃炎。

※飲食失調，造成厭食症、貪食症、暴食症，復食的大餐易損害腸胃。

※營養不良，貧血。斷食越久，易缺乏維他命、礦物質、蛋白質、碳水化合物。

※血糖低下，致腦脹頭昏，注意力不集中，體力不濟。影響血糖穩定。

※內分泌紊亂，打亂賀爾蒙，男性睪固酮減少，舊疾復發或更甚。

※月經紊亂，經期提前或延遲，子宮出血。

※濃尿，尿惡臭，體臭，口臭。

※皮膚癢，長疹子，膿瘡，長癬，皮膚油膩，瘀青。

※掉肌肉，急速減肥，肌肉消瘦，肌肉僵硬，易抽筋。

※基礎代謝率下降，久易復胖，越減越肥。

斷食禁區

斷食，要配合天時，地利，人和，不是所有的人都適合，以下類型人就不宜採斷食療法：

※年齡在18歲以下，70歲以上。

※體重過輕者，低於標準體重20%以上者。成年男子在40公斤以下者。

※過度消瘦，營養不良者。體質虛弱，面色蒼白者。體力極衰者。

※意志不堅，對斷食有恐懼者，心情惡劣者。

※中風，癲癇，意識不清。精神分裂者。

※高血壓，血壓不穩者。以防血壓過低，引發中風，心肌梗塞。

※麻痺性疾病，腦中風引起身體麻痺者。

※頸腫瘤粗大，甲狀腺腫大眼突出者。

※心律不整，心臟病，狹心症，心臟衰竭，心肌梗塞，心血管疾病者。血壓過低，嚴重心臟瓣膜症。

※腸胃功能差，胃潰瘍，胃出血者。
※糖尿病，糖尿病控制不穩，注射胰島素超過5年者。
※肝硬化，肝炎，肝腹水，黃疸。
※腎臟病，腎萎縮併尿毒，洗腎，腎臟病超過10年且合併高血壓者。
※癌症末期，結核病末期，惡化性糖尿病者。
※子宮肌瘤，或卵巢腫瘤太大者。
※久服類固醇或特定藥、賀爾蒙，不宜中斷服藥者。
※哺乳期，月經期，準備懷孕者。
※盲人，聾人，天生身體缺陷者，失去意識，痴呆者。
※關節僵硬5年以上。

針灸處理

先補大氣下陷的元氣，針百會、關元穴。喘，心悸，針左內關穴向上，右外關穴向下，針完，喘立即緩解。噁心欲嘔，針中脘、內關穴。調理失序的腸胃機能，針足三里、三陰交、公孫穴。補血，針足三里、三陰交、血海穴。

補氣，針合谷、氣海穴。因為工程師人很虛弱，針數少，針感輕。全部針完，當下，慘白的臉色，開始轉紅潤，心跳減慢。斷食的後遺症，針灸3次後，症狀解除。

美食當前，聞香不下馬。斷食的精髓：修心，斷欲，去執著。其實，在「心」上下工夫，不在斷食中，即有斷食的效果。

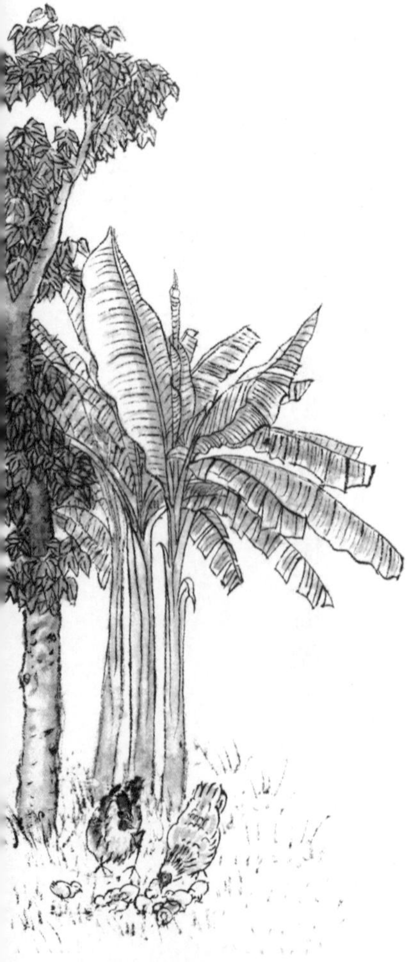

傾吐衷腸

從吞吞吐吐，半吞半吐，不吐不快，到傾吐衷腸，那是什麼滋味？

一位36歲女士，家庭主婦，在家照顧已2歲的小男孩，弱小，像個小不點。小孩黏媽，黏得緊，像强力膠一樣，連媽媽要上廁所，也要跟在旁，寸步不離，形影不離。媽媽懷他時，從懷孕到生產前，都一直在孕吐。妊娠嘔吐，竟持續孕育全程，會不會是因為這個原因，所以小男孩沒安全感，很瘦小？

有一天早上，媽媽無來由的噁心想吐，也不是眞的吐，就是嘔嘔的，吐出一些痰液，媽媽心想月經才剛過20天，不可能是懷孕吧！之後，月經眞的遲遲未來，驗孕為陽性。

媽媽所吐之物，是痰液，或清水、苦水、酸水、咖啡色物質，甚至是食物。媽媽聞到食物就噁心，美食當前，不是吃下就吐，就是吐到無法進食。一天下來，嘔吐10～20次，相當誇張。媽媽整天與馬桶為伍，才剛離開浴室不久，又轉回去，等嘔吐。

小男孩看到媽媽噁心的樣子，就叫媽媽趕快去浴室，吐在馬桶內。此時，小男孩沒跟進。之後，他就靜靜的自己玩耍，遠遠的望著媽媽，看她時不時的吐。小男孩也不敢常吵著要媽媽抱抱了，否則，一下子，來不及，就會吐到他身上。就是這種情況，治癒了小男孩的「黏性」。

妊娠嘔吐

※一般發生在懷孕後2～4個月。有一半的孕婦，都有嘔吐的現象。

※初次懷孕，孕吐機率最高。

※妊娠9週，孕吐最厲害。

※60%的孕吐，12周内自行緩解。

※90%的孕吐，20周内緩解。

※10%的孕吐，持續到生產。

※1%～2%的孕婦，發生激烈孕吐。

※在英國，每年超過約1千名孕婦，因妊娠激烈嘔吐而打胎。

※著名小說《簡愛》，1847年出版，作者夏綠蒂・勃朗特（Charlotte Bronte），患妊娠劇吐症，懷有四個月身孕，因孕吐過劇而亡。

孕吐原因

至今原因不明，推測有：

※害喜是母體的保護機制，避免攝取有害物質。

※因賀爾蒙的變化，例如甲狀腺素、動情素、人類絨毛膜激素等的變化。

※身體代謝的變化，神經學的變化。

※母體內產生一種毒素。

※精神因素，社會因素。尤其是對妊娠不安，或厭惡者，更甚。

※研究顯示，妊娠劇吐，可能與基因（GDF15）有關。

※多胎，雙胞胎，三胞胎，葡萄胎，胞狀奇胎等，孕吐特別強烈。

※易吐體質：胃氣虛，胃寒，胃熱，痰滯，肝熱。

媽媽來診時，講沒兩句話，手裡拿著塑膠袋，就準備要吐。我立即强按她的右内關穴，並說：「放鬆，放鬆，深呼吸。」媽媽浪不好意思的，笑著說：「感覺舒服多了。」

胎兒對子宮來說，是外來異物，因有一半基因來自父親，可能產生排斥作用。

我請媽媽要向子宮喊話：

子宮小姐，妳最美麗、最偉大的任務，就是孕育小寶寶，妳要接納小寶寶，愛護他，照顧他哦！謝謝妳。

再請媽媽向胎兒喊話：

親愛的小寶貝，歡迎你成為我們家的成員，你的生命歷程，有點艱辛，但你要勇敢堅强，要接受我給你的食物，才能長得好，長得壯哦！要乖乖哦！

一邊和媽媽說話，為分散她的嘔吐，一邊就針內關穴，媽媽想吐的感覺，頓時緩和下來。

針灸處理

一般孕吐，針法，可針：天柱、中脘、膈俞、脾俞、胃倉、梁丘、陽陵泉穴。灸法，可灸：中脘、巨闕、梁門、身柱、膈俞、胃俞、次髎、曲池、梁丘、足三里、中封穴。灸法，忌灸下腹部，易致流產。

媽媽害怕自己坐不住，隨時會吐，不敢到針灸房針灸。妊娠嘔吐，虛實夾雜，陰陽撩亂，清濁交錯，升降失序。我靈機一動：針左內關穴，針尖到位後，稍退針，往手肘的方向透針。再針右外關穴，針尖到位後，稍退針，往手腕的方向透針。一補一瀉，一陰一陽，一升一降，使清陽上升，濁陰下降。

針完，頓時，媽媽說她從胸口到胃都鬆了，我把針柄用紙膠布黏著，針2小時才出針。

次診，媽媽很驚訝的、很歡喜的告訴我，針了那2支針，竟平安無事到晚上，想再來針灸，鞏固療效。媽媽第一周來針3次。

特別囑咐：

※陰乾的蓮子10克，煮水，一天服3～4次。

※用蓮藕汁，一天服2～3次，每次10～20cc。

※少食產氣食物：豆類、香菇、韭菜、芋頭、花生、牛肉。

※少量多餐，若喝水會吐，用舌頭舔水。

※用生薑貼肚臍，以減少嘔吐。

只有那2針，竟然就這樣讓媽媽平安的度過，從懷孕到生產，前後只針4次。

媽媽喜出望外的說著針後的療效，我也很高興。之後，凡是嘔吐，不論是感冒、腸胃炎、化療後遺症的噁心嘔吐等病因，全以針內關、外關穴的針法，竟都能收到很好的療效。後來用在驚嚇、肺氣腫、肺積水、氣喘、心臟肥大、乳癌移轉肺等所致氣喘，吸不到氣，都能用此針法緩解。

新心得，針灸的領域常有驚豔的體驗，自己也很歡欣，能解決病人的苦疾。醫到老，學到老，做醫生最快樂的事，莫過於此。

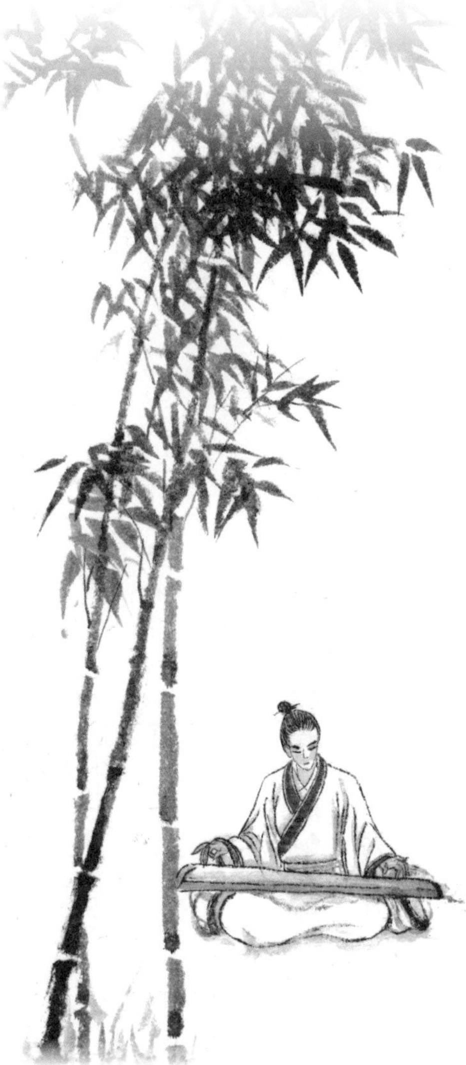

腸懸一寸心

全身最大免疫器官在腸道，占70%。腸是第二個腦，有腸—腦軸。腸是精神寄託的地方，令人盪氣迴腸。108年，癌症占十大死亡原因之首，腸癌占十大癌症第三名。要如何一根腸子通到底？

有一個家庭，夫妻結婚不久，就開始上演武打戲，打架照打，生小孩照生，生到第三胎小女兒，武打戲碼升級，越演越烈，還好大人不打小孩。小女兒在暴風圈中成長，從來就不知道什麼是愛？什麼是愛情？什麼是家庭溫暖？

精神的荒蕪，茫茫人海，何處安頓？小女孩上到大學，不敢談感情，精神寄託於佛教，開始吃齋唸佛，走著修行的路，漸漸走出心裡的陰霾。如蟬蛻變，變成一位活潑可愛的年輕女孩，愛曬太陽，雙眼烏黑黑的，像個黑珍珠，總是帶著燦爛的笑容。

黑珍珠心地善良，愛幫助別人，像個小太陽，到處散發熱能。她特別喜歡小朋友，乾脆進修學分，完成當老師的心願，繼續發光發亮。

修行的路，總是磕磕碰碰絆絆的。當黑珍珠47歲時，第一道關卡來了，她的大便帶有鮮血，開始是一點點。樂觀的她不以為意，直到有一天，黑珍珠大完便，整個馬桶都是血，她才意識到很不妙。

黑珍珠雖然人前笑嘻嘻，人後卻誦經迴向給腸內小鬼，請勿調皮搗蛋。可是腸道小鬼頑皮成性，不領情，變本加厲，大鬧腸宮，使得黑珍珠，連食慾也大受影響。原本瘦小的她，一下子瘦了4公斤，只好求助醫生。

眼前佛山嚴峻高聳而險，如何攀爬？

黑珍珠原以為，清一清腸道垢物、息肉或內痔即可，誰知到了醫院，一進去就出不來。經過X光片，電腦斷層掃描（CT），核磁共振掃描（MRI），正電子放射斷層攝影（PET），血液檢查，一連串的檢查，讓黑珍珠頭皮發麻，兩腳發軟！

醫生宣告結果：黑珍珠患大腸癌腫瘤8公分，第3期，5年存活率50%，血色素6.5（參考值，女生11.5～18gm/dl）。當黑珍珠聽到白袍巨人的宣判，愣了一下，沒有「為什麼是我？」的憤恨與質疑。終於，可以回到家，平躺好好睡個覺。

黑珍珠自勵六祖慧能說的「無相，無住，無念」，還感受到《壇經》的法喜，把所有的病苦，當作是恩典。這是修行的境界？是不正常的人？還是沒有嚐到病魔魔爪的厲害？

癌症的大劇就要上演了，但腫瘤這麼大，貧血這麼嚴重，要怎麼開刀啊？醫生一聽到黑珍珠吃素，立即連珠炮飛出，機關槍連發射出，最後要她把肉當藥吃。30多年的素食，怎可放棄？黑珍珠最終妥協吃雞蛋。

因為黑珍珠不能開刀，醫生改用電療，28次，歷時6周。她躺在電療床上，好大的一部機器，左轉右轉，轉得天昏地轉，讓人頭暈目眩。輻射器的滴滴滴聲，聲聲入心，慌滿地，不知道有多少，好的、壞的細胞被殺死？好不容易熬到結束，像逃難似的逃離現場。

唉！醫院不是修行的好道場嗎？第3天起，黑珍珠一上電療床，就向冤親債主道歉，認錯，請求原諒，並承諾以後所做功德，全部迴向給他們。之後，就一直唸佛號到結束。

山不轉路轉，路不轉人轉，人不轉心轉，轉識成智。黑珍珠真是不簡單，不隨外相走，身在其境，心出其境。走出電療室，還可以笑臉，對著下一位要電療的患者，喊：「加油喔！」

電療後，醫生說腸內仍有癌細胞，要怎麼辦？空調沒故障，診間的空氣，卻令人窒息。黑珍珠養精蓄銳，4個月後，醫生說要開刀了。做開放性直腸全部切除，並在右下腹做個人工造口，即人工肛門。

聽到醫生的指令，從沒住院，從未開過刀的黑珍珠，七上八下，千萬個不願意，但是又何奈！

佛山一山比一山高。家庭醫師、心理師、收驚地理師皆加入遊說。黑珍珠憂心、害怕、恐慌、逃避等，交錯的情節，有如氣球不斷的脹大，幾近爆破。所有的修行概念，全拋到九霄雲外，任人如何掙脫，病魔卻緊緊纏著不放，最後主治醫生破冰：「兩天後開刀。」

醫生將直腸全部切除後，並切除肛門，將大腸末端拉出腹壁，縫在右下腹，做造口。手術進行長達5個小時。麻醉藥效退去，黑珍珠醒來，看見整個肚子從上到下，爬滿了13對肥胖的蜈蚣，怵目驚心！肚子疼得呼天搶地！茫茫前途！

病房的冷氣，冷到令人懷疑人生，懷疑自己是不是在鬼門關前漫步？福馬林是不是已泡好了，在旁等黑珍珠嚥下最後一口氣？菩薩啊！請等一下，健康和生命的書，黑珍珠還沒來得及讀完呢！

屎尿中的「道」是什麼滋味？黑珍珠被造口整的很慘，護理稍微不當，就發癢潰爛，臭氣沖天，成了名副其實的臭皮囊。如果睡姿稍微不對，就會睡在屎中尿中。因為造口怕水，所以只有在換造口的那天，才能痛痛快快的洗個澡。原來「道」在屎尿中啊！

醫生說3個月後，可以把肛門接回去，但人想的和上帝給的劇本不一樣。

人間餓鬼道是什麼情境？有一天，黑珍珠肚子瞬間劇痛，一直嘔吐，黃色胃液吐完還在吐，最後吐出綠色膽汁，連吐3天。黑珍珠再度住院。醫生經過檢查，說是腸粘黏，合併腸道嚴重阻塞，但卻不宜立刻開刀。

黑珍珠頓入餓鬼道，滴水不進，口唇焦裂，腹脹如鼓，腹痛如絞，整日無法入眠，除了痛，還是痛，祈求諸佛菩薩救命哪！漫長的8天，黑珍珠被折騰得已氣若遊絲，奄奄一息，危在頃刻。

半個月後，醫生見黑珍珠快撐不下去了，放手一搏，開刀做開放性迴腸鬆解術，關閉造口，並把肛門接回去。有些造口無法關閉，只得終生使用。一切還要看運氣。

人間煉獄是什麼場景？手術後，黑珍珠的傷口，痛得撕心裂肺，止痛針、止痛貼布，根本發揮不了作用。引流管、導尿管、鼻胃管、點滴管，有如五花大綁，黑珍珠被綁在病床上，動彈不得。雙手血管瘀青硬痛，打針已打到無處可打了。

黑珍珠繼續在餓鬼道中，品嚐無止盡的痛，無止盡的辛酸，永遠都不知道，人生的下一步要怎麼走？生死關要怎麼過？黑珍珠只能一直懺悔。

經過10天的艱苦煎熬後，黑珍珠終於出院了。治療前後，整整花了一年，整整瘦了11公斤，身高153公分，出院時只剩31公斤。

CEA是癌胚胎抗原，用來追蹤癌症，參考值為2.5 ng/ml，吸菸者為5.0。黑珍珠出院時，CEA指數1.76。一年後CEA為3.4。二年後為4.57。後因新冠肺炎疫情爆發，未追蹤，也未回醫院治療。

黑珍珠食慾差，體力差，腹痛不曾停，腹瀉不曾少，一天30～50幾次的腹瀉，差點住在廁所，當拉拉隊長。疫情加旱災，台中地區經歷56年來，最嚴重的旱災，一周停水2天。次月加碼，又連續停水56小時。停水持續61天，還差一點就一周供二停五。停水期間，偶逢停電，只有一個「慘」字，叫苦連天啊！

炎炎夏日，氣溫高達35～38度C，一陣風，窗外，樹上枯葉，如雨而下。窗內，腸中食糜，如雨而下。心內，一陣辛酸，淚水如雨而下。這日子要怎麼過？

黑珍珠沒做什麼，就滿身大汗，沒搭車乘船，卻暈車暈船，整天頭暈想嘔吐。眼眶凹陷，黑眼圈很深，大大的眼珠，大大的嘴，暗沉的臉色，整個人黑乾瘦。聲音沙啞，都快發不出聲來，黑珍珠吃力的敘述病情，說完，還使力的哈哈大笑，喘著說：「我還活著！」

針灸處理

算一算，黑珍珠發病至今，已3年半多了，5年存活率50%，要拚一拚。

大病過後，陽氣虛耗，陽化氣，先補陽氣，針百會穴2針齊刺。沒針灸過的黑珍珠，才下一針，就哇哇大叫，在醫院數不清的注射針感，再度被喚起，滿臉無邊的恐懼，我只好停下來，就當作練習接受針灸的第一課。

之後，慢慢增加針數。腹痛，患處應有氣滯血瘀粘黏，針中脘、天樞、內關、合谷、足三里、血海穴。吃一點就腹脹，腸胃蠕動功能差，腹壓升高，針內關、公孫穴。熊貓眼顯示，皮質激素水平低，補腎，針關元穴。

手術後腹瀉，為功能性腹瀉，針中脘、關元、天樞、氣海、陰陵泉穴，自行灸腎俞、大腸俞、神闕穴，每次5～10分鐘。癌性乏力，要補氣，針百會、合谷穴。

營養不良的削瘦，以陰成形，要補血，針血海、三陰交穴。

黑珍珠很怕冷，即使烈日炎炎，卻四肢冰冷，穿衣是從頭包到腳。補衛外之陽氣，針百會、風池、合谷、足三里穴。重症病人需預防感冒，針百會、風池、曲池、合谷、足三里穴。多汗是心氣虛，收攝無力，針合谷、內關穴。

精神不安，針合谷、太衝穴。失眠，針神庭穴對刺。疫情嚴重時，防疫，依五運六氣，陳武將醫師的建議，針太白、太谿、太衝、勞宮穴。前四穴，亦可以按摩防疫。一周針2次，另服水煎劑。

特別囑咐

※補營養，囑其紅棗煮帶殼雞蛋湯，喝湯吃蛋。

※用一杯米，10杯水，煮成5杯水，小口小口當茶熱飲。

※常用地瓜葉打汁，加點薑汁喝。

※補陽氣，用生薑，輕拍後，切三片，裝杯中，注入沸水，待水溫至60度，加蜂蜜，小口小口喝溫的。

針灸4個月，黑珍珠右下牙床，竟長出智齒來，50歲長牙，我感到很驚訝！第一次遇到，也很新奇，脫胎換骨了嗎？

針灸半年後，黑珍珠的CEA指數1.62，腹痛次數明顯減少，疼痛程度減輕，腹瀉從一天30幾次，減至9次以下，精神好很多，可以勉強應付上班了。

最高興的是，針灸8個月後，腹瀉5次以下，吃不對食物時，還是多次腹瀉。之後，大便終於有形狀了，黑珍珠的肛門，竟長出新肉來，體重由31公斤增加到38公斤。

戰戰兢兢的幫黑珍珠治療，妙手即在人間，失手即在陰間。黑珍珠繼續在病道上修行，還有許許多多做不完的功課。

膽識過人

面對龐大醫療財團的操控，有幾人能在合法的恐嚇，强權的威脅下，冷靜思考回應？

一位49歲男士，住在南部，在公家機關擔任工程師。因為母親患大腸癌，侍親至孝，只要老媽有任何不舒服的症狀，就打電話來諮詢。因為在家排行老大，有什麼事，都由工程師做定奪。雖然我很忙，但被他的孝心所感動，都不厭其煩的回答他的問題。幾年下來，工程師對醫學常識，有了一番見地。

有一天，工程師吃完晚飯，1小時後，胃突然絞痛，後續痛到右上腹，胸骨下，右肩，右背，劇痛到臉色發白。他請老婆打電話來問我：「怎麼辦？」我請他老婆立即送工程師去急診。原本工程師就有腎結石的病史，難道他的膽也結石了？

老婆趕緊送工程師去急診，經過超音波檢查，發現是膽結石。醫生說要馬上住院，動手術，把膽囊切除。手術前要先做電腦斷層掃描。醫生特別說明，如果不立刻手術，萬一石頭掉到膽囊內，人就會休克，甚至有生命危險。

血液檢查結果：ALT丙胺酸轉胺酵素163 U/L（參考值0～41），AST天門冬胺酸轉胺酶303 U/L（參考值8～31），膽紅素1.79 mg/dl（參考值0.3～1.0）。

白血球、嗜酸性白血球、嗜鹼性白血球、淋巴球、單核球，以及高敏感度C－反應蛋白等的指數都正常。糞便也沒有潛血反應和白血球。意即肝功能出現異常，但沒有感染或發炎現象。

工程師一聽，說要照電腦斷層掃描，就嚇到！他記得照一次電腦斷層掃描一次，就等於同時照100次X光量。該輻射會留在體內十幾年。作電腦斷層掃描，有時需注射顯影劑，以加强影像對比清晰程度。

顯影劑會造成腎血管收縮，以致產生組織缺氧缺血性傷害，會直接傷害腎小管。顯影劑造成急性腎功能衰退的發生率，正常人約2.5%，高危險群約30%～50%。工程師認為未到最後關頭，不可輕易嘗試。

工程師雖然痛到幾乎要在地上打滾，一聽說要把膽切除，驚嚇了一下！他聽我說過，每個器官都有其必要性，全能的上帝，無量智慧的造物主，不會給人製造一個可有可無的器官。如果人類認為該器官可有可無時，是人類還沒發現到該器官的真實性，或多樣性的功能。未到最後關頭，勿輕言放棄，那是骨肉啊！

工程師還記憶猶新，上次他腎結石，卡在輸尿管，痛不欲生。醫生也說要做手術取出結石，或做體外震波碎石術處理。他不想用極端方式處理，打過止痛藥後，就出院來診。當時潛血尿2+，經過連續針灸5次，服水煎藥，之後1～3個月，陸陸續續，隔一段時間，就自行排出小石子。

累積這些閱歷與經驗，工程師雖然面色蒼白，四肢無力，醫生說得嚴重，仍執意要出院。醫生聽了很驚訝，傻住了，這個病人真不知輕重死活！很生氣的，特別囑咐護士，如果工程師堅決要出院，要他簽切結書，出院後如果發生任何症狀，院方一概不負責任。工程師就簽了，次日即刻北上來看診。

膽結石手術後遺症

※5%患者因為發炎，而產生組織粘黏、阻塞性黃疸、急性胰臟炎、感染化膿，就需再開腹做手術治療。

※70%膽絞痛，在2年內易復發。

※切除膽囊後，總膽管、肝內膽管，仍可能產生膽結石。

膽結石的併發症

※當結石完全阻塞膽囊時，引起發炎，持續性腹絞痛，高燒，此時應急送醫院，否則急性膽囊炎，造成膽囊破裂，會危及生命。

※細菌性膽囊炎，嚴重時會引發敗血症。

※如果總膽管結石、發炎，細菌沿膽管入侵，到與總膽管相連的胰管，就會引發急性胰臟炎，產生上腹痛、噁心、嘔吐等症狀。

當工程師來診時，經過一夜一天的折騰，面容蒼白疲憊，眼神還是藏不住對身體的擔憂。隨即，我先針百會穴回神，針神庭穴安神。工程師第一句話就是：「見到醫生，我就安心了。」

膽絞痛那麼痛，肚子那麼痛，工程師沒被痛沖昏了頭，還那麼會忍，看了叫人心疼！我說：「你眞是膽識過人！醫生眞是拿你沒轍！」

針灸處理

膽汁是由肝臟製造，每天分泌約800～1000 cc，經由肝內膽管，流到膽囊內，濃縮成40～70 cc儲存。肝分泌膽汁時，如果所含膽固醇成份超過一半，會呈過度飽和狀態，而產生結晶，成結石，所以先調肝功能，針太衝、行間、期門穴。

當脂肪類食物，進入十二指腸時，由於賀爾蒙作用，使膽囊收縮，從總膽管，釋放膽汁，活化消化酵素進入消化道，以消化、分解、吸收脂肪。促使膽囊順利收縮，勿讓膽汁在膽囊中，停留時間太久而沉澱，易結石，針陽陵泉、太衝、足三里、日月穴，其中太衝穴得氣後，針尖向上，逆時針撚針。

引結石，排入腸道，針足三里、三陰交、內關、公孫穴。預防膽道狹窄，活血，針血海、三陰交穴。預防細菌感染，針築賓、合谷、曲池、風池穴。

膽結石的形成，是經年累月的，可能長達10年。膽汁所流經的膽管、膽囊、總膽管等皆可能結石，促進管道暢通，活血化瘀，針血海、三陰交、陽陵泉穴。

膽結石正發作，腹痛，可針期門穴上下2針，右大迎、右梁門、右滑肉門、巨闕、中脘、陽陵泉、右胃倉、肝俞、脾俞穴。有發燒，針天柱、大椎穴。

請工程師平時，可灸或按摩右天宗、膈俞、膽俞、右胃倉、三焦俞、曲池、足三里、陽陵泉穴。

剛發作，工程師連3天，每天從南部來診。等到全無症狀了，工程師才放心一周針灸一次。

處方用藥

採用吳雄志教授吳門家傳驗方，五酸緩肝湯加減，也是四逆散的加減法，用以排泥沙似的結石。

柴胡4錢，赤芍1兩，白芍1兩，枳實5錢，炙甘草2錢，醋製香附3錢，醋製延胡索5錢，醋製薑黃3錢，山楂1兩，川楝子2錢，青木香2錢，雞內金1兩，車前草1兩，海金砂5錢，威靈仙1兩，滑石3錢，王不留行1兩。

感染發炎，加蒲公英。

結石和膽道粘黏，加桃仁、紅花、皂角刺、水蛭。

膽汁屬弱鹼性，以酸利膽，用醋製，可讓水溶出較多藥的成份。

其中香附、延胡索、薑黃、青木香等用以止痛，不會腹絞痛時，可減量。

白芍走氣分，赤芍走血分，芍藥可擴張胰腺。

青木香、川楝子、枳實等可擴張膽道。

第一次針灸後，工程師就沒再發生腹絞痛。一個月後，回西醫院複檢，肝功能，ALT、AST皆為17，已正常。超音波檢查，只有剩少量膽砂，繼續針灸一個月，一年後都沒復發。之後，工程師有空，就會來做保健針灸。

從未遇到過艱險的人，是不需要什麼膽量。有膽識的人，多少帶有一點荒謬的色彩。

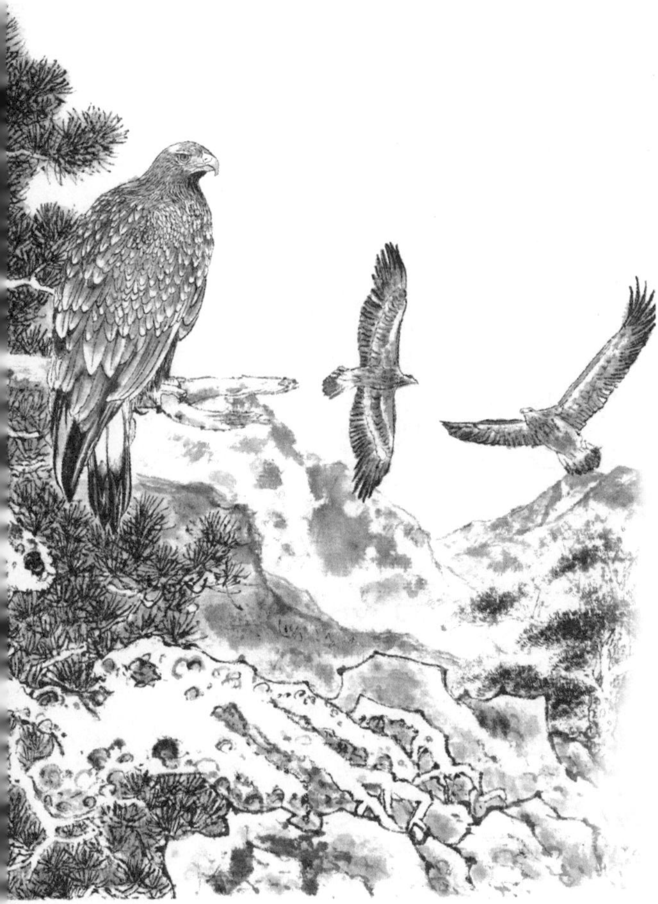

多事之秋

秋天，是什麼樣的季節？最忙的，多事之秋。最簡單的，一葉知秋。最爽的，秋高氣爽。最思念的，望穿秋水。最深情的，臨去秋波。最美的，秋水伊人。最老的，老氣橫秋。最險的，秋後算帳。最久的，千秋萬世。最快的，一日三秋。

有一家四口，父母退休，享受春花秋月的悠閒日子，二兄弟在職場上，各有千秋，平分秋色。看上去家庭和樂融融。老大39歲，已是老大不小了，他那女朋友的眼睛，秋水盈盈，常暗送秋波，正是秋高氣爽的季節，也是該結束望穿秋水的日子。

「今年歡笑復明年，秋月春風等閒度。」於是，老大決定有情人要成眷屬，婚前要打點的事很多，尤其是新房的佈置很費心。

正當新房的裝潢，大抵將完成，小倆口、倆老，看了也都很滿意。卻傳來，社區要拆除改建，一時，大家都很錯愕！慌了！小康家庭，花了不少錢打點，這下子全都泡湯，不知如何是好？老媽煩惱到徹夜不能眠，來診所針灸。

失眠針灸處理

65歲的老媽，滿面愁容，吃不下，睡不著，生活頓時失去了活力。提陽氣，針百會穴。安神，針神庭穴對刺、太衝、合谷穴。食欲差，針中脘、足三里穴。針完，當晚仍徹夜不眠，連眼睛都無法閉合。次日，加重安神，加針神門透陰郄穴、印堂、太陽穴由上往下透針。當晚，老媽一樣不能睡，只能休息一下而已。

一個禮拜了，老媽黑眼圈很深，整個臉暗沉，白天沒精神，不得不去吃西藥的安眠藥，結果，晚上還是不能睡。於是，強迫自己，白天去走路，近3個小時，人很累，卻還是睜眼到天亮。安眠藥由1顆，增加到3顆，那個腦筋，一點都不為所動，照樣亂放電，怎麼辦？

我拉著老媽的手說：「妳是妳自己的特效藥，妳只需要轉念，新房住不成，就先租個房子，其他的事，以後再說。妳看妳為了新房的事，煩惱到不能睡，拉全家人都陷入妳的旋渦。」說的簡單，老媽說她也想放下，就是放不下，經過3個月的針灸，老媽的症狀才緩解下來。

※※※

有一天，老二的辦公室打電話來，說老二不知怎麼的，突然在發抖，皮膚蒼白，說話困難，流淚，視力模糊，像癲癇一樣的痙攣、震顫。把大家嚇死了！父母和老大，趕緊趕到辦公室，老二思緒不清楚，甚至連意識也不清醒，直冒冷汗，心跳很快，3個大人，都抓不住他。

急送醫院，才知道老二的血糖太低。原本患有糖尿病的老二，空腹自行打胰島素，又抽菸，一下子，血糖降得太快，把全家都嚇破膽了。出院後，來針灸。

低血糖針灸處理

先提振老二陽氣，醒腦開竅，針百會穴。糖尿病的調養，針合谷、足三里、三陰交、公孫、陰陵泉穴。收拾血糖太低後，身體機能的失調。冒冷汗、發冷、發抖，要強心，針內關穴。眼睛流淚、視力模糊，針睛明穴。老二心有餘悸，針神門穴。調理腸胃機能，針中脘、內關、足三里穴。補腎上濟腦髓，針湧泉、關元穴。

經過這次重大事件，老二抽菸的次數大大減少，準備戒煙。老媽被嚇到，經歷連續二個大事件的衝擊，老媽好像負負得正，覺得自己要堅強，意外的，晚上竟能小睡些了。

※※※

不到一個月，72歲曾中風的老爸來診，說他吞嚥有點卡卡，很不順利，甚至感到咽喉被掐，以前從沒有過的現象，很緊張，也很惶恐，全家人跟著緊張，一起陪他來看診。

吞嚥困難針灸處理

老爸年紀大了，先提振陽氣，針百會穴。吞嚥不利，先點刺大椎穴，針外金津玉液、中渚穴，外加點刺天突穴，或直接針天突穴。老爸很害怕，安神，針印堂穴，亦可通喉部。有可能是中風了，但老爸肢體動作，講話都正常。

針灸當天，稍可進食流質。第2天，老爸竟連流質都喝不進去，針灸加廉泉穴，強刺激，針後可激吞口水。第3天，老爸連水都吞不進去，來勢凶凶，事發突然，老爸滿臉恐慌，3天未進食，已瘦一圈了，不知道發生了什麼事情？

吞嚥機轉參與的神經，有第五、七、九、十、十一、十二對腦神經，延髓為吞嚥中樞所在，針百會穴，由前頂透向百會穴，再由百會透向後頂穴，加後溪穴通督脈。吞嚥肌肉的伸縮力，針三陰交、陽陵泉穴。教老爸自行復建，伸舌頭9次，左右轉舌9圈。捏拉廉泉穴，按摩中渚穴，各36下。

針灸完，我告訴兒子：「若今天還不能吞嚥，就去醫院掛急診，3天未進食，先打點滴補充營養，再作檢查。有可能，有東西阻礙了吞嚥機能的運作，所以針灸都使不上力。」

當晚，老爸去掛急診，醫生先打點滴，補充營養和水，經過電腦斷層檢查，各項檢查，都沒發現任何異狀，找不到任何問題。3天後，改用核磁共振掃描檢查，明察秋毫，才發現腦幹有一微小的血塊。

住院中，老爸偷跑出來針灸，針灸加玉枕、天柱、後溪穴，另服水煎劑，清血、活血、化瘀藥。一周後可以少量進食，二周後出院。

一場風暴，如秋風掃落葉，從老大掃到老媽，老二，最後掃到老爸，全家人都中獎，大家終於逃脫命運的魔掌。老大的婚禮如期舉行，結婚喜宴的大串鞭炮，炮聲隆隆，轟走邪氣，趕走秋天肅殺之氣，多事之秋落幕，大家迎接新的人生。

一字千金

當人生遇到問題、困境時，要向誰請教？向誰請求支援？社會上有很多善心的公益團體、單位，管道很多，永遠都不要放棄，給自己一個生機。

一位56歲的男士，擔任機械工程師，因為常操作機械，經久形成頸部僵硬，腰酸背痛，眼睛酸澀。當工程師敘述完病情，我很不解的問：「你大老遠的從北部來看診，就只是要來看這些酸痛的問題？你的狀況，在北部的每一位醫生，都可以幫你處理的啊！」工程師被問得馬上臉紅，頭低了下來，停頓了許久。

看工程師的表情，似乎有什麼隱疾，難以啟口，經過追問，工程師才說：「我和老婆的問題，不知道要請教誰？特地跑來請教醫生。」原來工程師為了繳貨款的小事一樁，和老婆吵了一架以後，就這樣倆人再也沒講話，已2年了。

小洞能沉船，婚姻的破裂，往往是從很小的事情，很小的傷口開始的。

工程師想了很久，在人生的十字路口，徘徊，徬徨，不知何去何從？也不知道要請教誰？誰能信得過？幾經思索，專程南下，找一位小醫生幫忙。

職業會影響一個人的思維和個性，老婆怎麼會那麼倔强，可以用冷暴力懲罰老公2年，於是，我問：「老婆在哪裡工作？擔任什麼職務？」結果，老婆是專職的家庭主婦。

同在一個屋簷下，總有家事、孩子事要溝通，先生也要拿錢，給老婆作家庭開銷吧！一家三口，兒子不得不當中間人。我問：「兒子對於爸媽的冷戰，和他作為中間人，有什麼態度？」工程師說，兒子覺得很煩，也快要悶爆了。

我建議：「你可以用手機交待家務事，或寫字條。」竟然，工程師沒有老婆的LINE，也不打簡訊，連寫字條的勇氣都沒有，說不出一個字來，寫不出一個字來，2年的春宵也都空度過。

我慎重的問工程師：「你到底還想要不要這個老婆？還要不要維持這個家？你要不要和老婆走到人生的最後？」工程師毫不遲疑的點頭。只要還有愛，問題就比較容易解決。況且老婆也沒回娘家，也沒離家出走，應該心境和先生一樣，愛這個家，但要怎樣突破這個困境、窘境？

感情最可怕的是，不喜歡你，也不放過你。

想了一想，我建議用無聲肢體語言開始：例如，親自拿生活費交給老婆，吃飯時挾菜給她，買老婆愛吃的食物點心，買點小飾品送她。結婚周年紀念日、生日，買個禮物或蛋糕。假裝走路不小心碰到她，說聲對不起。幫忙做家事。有時拉一下她的衣服，如果她沒有惡意反應，下次可拉一下手。上班出門前，向老婆說，我要上班了，下班回來時，叫老婆的名字，說我回來了……點子一堆，都容易實現的。

人的內心，不種花，就會長雜草。

最後我鼓勵工程師：「只要踏出一步，就會柳暗花明，也許老婆也正在等你邁出的那一步呢！」特別囑咐，不要碰了釘子，就打退堂鼓，你的眞誠，再鐵石心腸的人，也會被感動，說不定，經過這次風波，重圓後，感情更加篤實、甜蜜。

針灸處理

頸項酸痛，針肩井、風池穴。背痛，針天宗穴。腰酸，針中渚穴。眼睛酸澀，針睛明、太陽穴。情緒低盪，針神庭穴對刺。工程師鑽在死胡同裏，走不出來，開腦竅，針百會穴。因為工程師沒針灸過，所以針數少，疾病也不是治療的重點。

我告訴工程師如果不成功，再來討論戰術，如果成功了，就不必來看診。我默默的為工程師夫妻倆祈禱。等了一周、二周、一個月了，工程師都沒來複診。但願工程師已度過婚姻危機了。

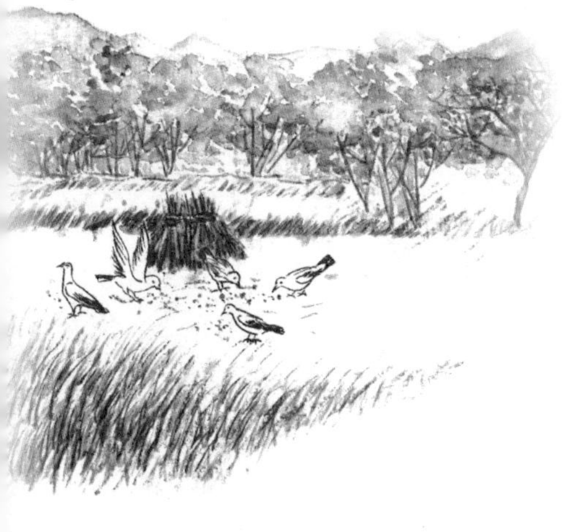

量子糾纏不清

網路世界，應有盡有，無奇不有。天使和魔鬼，忙著穿梭其間，各領風騷。令人流連忘返，知迷不返。有人在網路光明道上，成長。有人在網路陷井中，沉淪。有人在網路叢林中，迷失。

一位67歲商人，事業有成，因為身體健康不佳，將事業放給後輩接班，自己退休養生。商人常在網路上吸取養生資訊，醫療養生的資訊多得可以填海。

有一天，商人瀏覽到一個健康網站，是量子科技平台，該站利用量子同步、量子糾纏的概念，可以幫人調整身體，隔空治療。病人不需要到現場，只需寄張個人相片去，半買半送的計費方式，很吸引人。商人很好奇，躍躍欲試，相片寄去了，人也有天大的變化。

平時，商人一個月都難得行房一次，近半年，更是無法床上辦事，總是欲振乏力，陰器不挺不堅不久，做完房事之後，簡直如同打了一場激烈戰鬥，就癱在床上，要累好幾天，才能恢復體力。

經過該站調整後，竟「性」趣大發，主動找愛妻，讓枕邊人目瞪口呆，不敢相信，夫君竟一柱擎天。商人好像回到年輕時候，力拔山兮氣蓋世，一鳴驚人。房事做完竟不累。第2天，竟能再戰房事。

商人樂不可支，以為自己回春了，高興的持續在該站，每天下訂單，接受治療持續一個月。怎麼一張相片就可以發揮驚人的效果？不可思議！

什麼是量子糾纏

那是一種量子力學現象，是一種特殊的量子態。也就是2個或2個以上的粒子組織成系統，系統中，每個粒子，我中有你，你中有我，不分你我，融為一體，不受距離限制，有一種鬼魅般的超距作用，此現象被稱為，量子糾纏或量子纏結。被愛因斯坦稱為「遠距離鬧鬼」。

量子特性很詭異，超光速一萬倍，傳輸記錄達1400公里。例如，你想一個人，那人有感應，叫心電感應，也是量子糾纏現象。不論在哪個行業，都有奇妙的量子現象。醫學也在玩量子糾纏遊戲嗎？

一個月後，商人就來診了，如喪家之犬，步履蹣跚，垂頭喪氣，眉頭緊皺，聲音低怙而沙啞。尿尿不順，無力尿出。全身無力，四肢冷，用暖暖包敷丹田，喉嚨馬上熱痛。頭脹，腰酸冷到無法挺直。整個人，好像快爆胎了，不知道哪裏出了問題？非常緊張，不知所措！

前一陣子，好不容易，我把商人的身體調得差不多了，也許他想，好還要更好。看著商人像洩了氣的皮球，我很沉重的說：「健康要自然天成，不要求捷徑。每個人的腎精是有定數的，腎是人的根本，男人以腎為先天，老年也走到腎經。穩住腎精是長壽健康的秘訣。你在很短的時間內，大量耗掉腎精，有如拔根一樣，枝葉也搖搖欲墜。」商人悔恨的低眉，請醫生收拾殘局。

量子糾纏後的殘局，收拾得了嗎？是量子糾纏？還是人心的糾纏？

針灸處理

補陽氣上升，針百會穴2針。補腎氣，針關元、氣海穴。補氣血，針足三里、三陰交穴。調水液代謝，針陰陵泉、三陰交、太谿穴。手沒勁，使不上力來，針風池、曲池、合谷穴。腳沒勁，走幾步路就酸，針陽陵泉、足三里、崑崙穴。

商人頭痛、頭重、頭脹、眼脹，針神庭、印堂、睛明、太陽穴。有時又全身發冷，膀胱很冷，要強心，針內關、公孫穴，請他自行灸關元、命門穴。時而又完全吃不下，無胃口，針中脘、足三里穴。原本眠淺易醒，變成徹夜不眠，針本神、神庭、神門穴。

商人的氣機全亂了，每天症狀頻出，一下子很冷，一下子又很熱，時而上半身冷，下半身熱，或喉嚨很熱，陰部很冷。一下子失眠，一下子又嗜睡。很熱時，只有上半身有汗，下半身無汗。不是餓得要命，就是一整天都沒食欲，有時很餓卻吃不下。有時一有尿意，忍不住就尿出來，有時又尿澀痛，尿不利。

商人原本很能針灸，現在卻承受不起較強的針感。只好輕刺激，慢調慢理。商人每天生活在恐懼當中，不知道身體又會出什麼亂子。因為商人症狀頻出，無法招架，所以幾乎每天來針灸，擺平了一道又一道，前前後後，花了一個多月，無妄之災才解除。

安全起見，我請商人，去西醫作檢查。商人回報佳音：一切正常，原本前列腺腫大135公克，竟然縮小到95公克。

人體是多麼精密的結構，看不見的粒子，瀰漫在整個宇宙，人體與粒子間，到底有多少微觀與宏觀的聯繫或相關？人類對科學的探索，充滿好奇、驚奇和驚險，量子糾纏糾的是人心嗎？

情到濃時情轉薄

愛情，是永不落西的夕陽，是永不停息的憧憬，是永不絕唱的詩與歌。人生只有情難死。愛情從一而終，是多麼令人稱羨歌頌，但，永遠不要挑戰人性。

一個美麗的午後，春風拂面，風和日麗。一對父母，押著32歲的兒子來看診，但兒子硬是不肯看診，在候診室拉扯了一陣子。兒子看上去，沒什麼特別的病態，眼神、舉止、面色、說話樣子，都算還好，為什麼父母這麼堅持？兒子到底要看什麼病？

輪到兒子看診時，爸媽跟著一起進診間。焦急的媽媽先敘述：「兒子結婚已6年了，沒有和媳婦同房，一次也沒有，洞房花燭夜，竟空度過。醫生，請你看看，我兒子那方面，是不是有問題？」

哦！這麼隱私的事，既然兒子已成年了，我請爸媽到候診室等候。有些事，可能兒子不希望爸媽知道，也該給兒子保留他個人的隱私權。

媽媽很想聽聽醫生說些什麼，聽聽兒子說些什麼，她一直不太想走的樣子，一直回頭叮嚀：「醫生拜託你了。」

兒子是電腦工程師，一表人才，我先打招呼：「你好嗎？你的工作壓力很大嗎？你睡得好嗎？」工程師看去憨厚，很靦腆的點了點頭說：「都還好。」為了放鬆他的防衛心，我說：「你喜歡什麼消遣？下班後都做什麼運動？」工程師的表情開始鬆動，感覺醫生好像不會那麼尖銳。

他回答：「平常看點電視，假日會出去打打球。」聽起來很正常，很普通，沒有什麼怪異嗜好，不抽菸，不喝酒，工作也很勝任。那為什麼不與老婆同房？陽痿嗎？有外遇嗎？

要切入暴風圈了，我問：「你愛你老婆嗎？」工程師毫不猶豫的點頭。只要還有愛，問題就好解決。我再問：「那你為什麼6年來，都不跟老婆同房？」工程師開始敘述他們的戀愛史。

工程師和老婆，在大學時期就相戀，一見鍾情，隨即同居，如膠似漆，恩恩愛愛。很好奇的問：「那時，你們有做愛嗎？」工程師彷彿回到從前，笑了笑，說：「打得火熱時，一天做愛2～3次，有時候還夜夜春宵。」我聽了實在感慨！父母辛苦賺錢，血汗錢，子女卻在外揮霍青春，至少證明工程師性功能曾經正常。

當時剛畢業，大家都忙著工作，等職業穩定了就結婚，從一而終，工程師對感情負責。可是，結婚前1年，他們就再也沒有做愛了，是老婆楚楚可愛，到色衰愛弛嗎？可老婆才32歲，女人30如虎，最有少婦韻味的風華，還很年輕呢！

結婚6年了，除了房事，工程師對老婆很疼愛，很體貼，假日帶老婆出遊，陪老婆逛百貨公司。既使如此，老婆前後忍了7年，終於夜夜的孤苦，衝破了愛的防線，向婆婆控訴，6年春宵完全空白，只有夜夜星辰，夜夜風。急著抱孫子的父母知道實情後，更是急得押著兒子來看診。

如果不是修行，男性會有正常的生理需求，我問：「你的生理發出訊號時，精滿時，你都怎麼處理？」工程師說他都以自慰來解決，所以，他沒有陽痿，性功能沒有問題，那又為什麼不和老婆行房？

總算起來，工程師夫妻倆，在同一屋簷下生活，已11年了，雙方沒有外遇，沒有第三者。奇怪了？工程師低聲的說：「不知道為什麼，就是對老婆沒有性慾，一點都不想和她做愛。」

等了一下，我說：「感情最好是身心靈的結合，才會長久。你有想過老婆把青春幸福，都託付你這個良人。你倆正值青春頂盛年華，有強烈的生理需求，你有，她也有。你自己解決自己的性需求，孤陽沒有陰來滋潤，是不健康的。」

「愛是不是也是一種責任和分享？家是需要愛來經營和維護的，那老婆要怎麼辦？她已提出強烈抗議。」工程師苦笑了一下，他也不知道要怎麼辦？

不然，我建議：「你要不要把你的人生整理一下，先想一下，這些問題：你還要這個婚姻嗎？你要和老婆白頭偕老嗎？你就這樣一輩子，都用自慰來解決生理需求嗎？你這樣會不會太自私了？」

「如果老婆不肯接受，半個愛半個婚姻，結局會怎樣？如果她有了第三者，或提出離婚，你要怎麼辦？你都不想要小孩嗎？你不想讓父母抱孫子嗎？有個好女人，好妻子，要好好把握珍惜哦！」工程師聽了，一臉茫然！

停了一下，我說：「不然，做愛時，你可以想像當初你們熱戀的情境，甚至可以想像和你所心儀，或崇拜的偶像在做愛，作為啓動7年空窗的過度作法，重拾倆人的感情，和魚水之歡。」工程師很苦澀的，被逼的，落寞的說：「我回去想想看，試試看。」

針灸處理

工程師不是性功能出問題，是心裡有障礙，就針個快樂針，針神庭、印堂穴。孤陽自慰多年，無陰來滋潤，補陰精，針足三里、三陰交、太衝穴。

當年過度的做愛，是不是會造成性疲乏，針百會、氣海、關元、太谿穴。情緒不穩，針合谷、太衝穴。工程師時不時就腰酸，可能是自慰過度，虛性性亢奮，針中渚、關元、太谿穴。因為不是病理性問題，就只針灸這一次。

工程師針灸完，精神煥發，看著他離去的背影，彷彿「回首向來蕭瑟處，歸去，也無風雨也無晴。」默默祝福他夫妻倆「百年好合」。

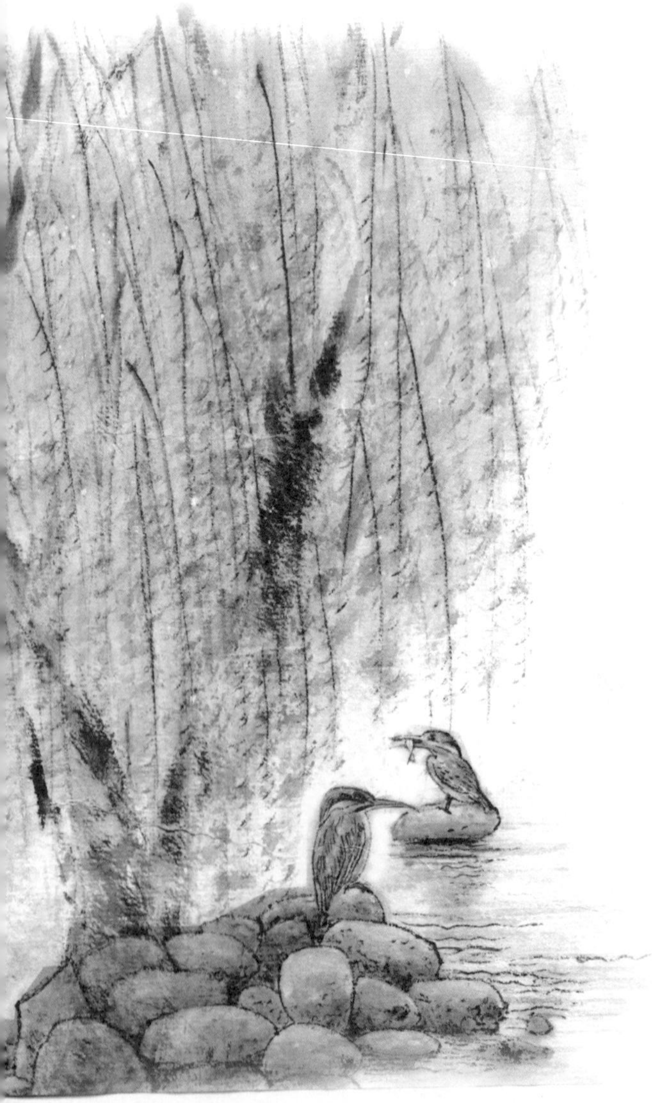

生死之交

《聊齋誌異》是清代蒲松齡所著，內含496篇短篇小說。深刻描述人與鬼、妖、狐仙之間的恩愛情仇，反諷當時社會與政治的面貌。故事如泣如訴，如講道學，如談人生禪，如勸世。令人涕零，教人猛醒。

該書的多篇作品，被改編成小說、戲曲、電視劇、電影，膾炙人口，歷久不衰。較為著名的電影有：1987年《倩女幽魂》，1997年《小倩》，2011年《畫壁》，2019年《捉妖記》。

佛家六道輪迴中有餓鬼道。按《爾雅》所言：「鬼之為言歸也。」鬼者歸，即死人為歸人，而鬼是沒有了肉體的人變的，與死亡意識有關。含鬼有關成語有200多個，帶鬼字旁的字詞，不計其數。「鬼」活生生的，活在人的生活當中，隨處可見。真的有鬼嗎？

一位41歲男士，已4年未來診。他原先在葬儀社服務，工作多年，年輕不信邪，直到在夢境，常見到往生者身影。有時夜晚，閉上眼睛，也隱隱約約的看到許多亡魂。只要張開眼，影像就會消失。

有一次，亡魂出現，男士趕緊唸：「阿彌陀佛」，對方還嘲笑他，把他嚇一大跳，於是決定改行。經過幾次求職跳槽後，最後從事電腦工作，擔任工程師職務。每晚，閉上眼睛就見到亡魂，使得工程師睡眠，受到極大的干擾，眼睛暗黑得像小熊貓。奇怪的是，近2年來，全家6口，竟有4人，都有此現象，其中一人還去看精神科，只有爸媽沒看見，也沒事。

家人只好請風水師到家堪輿，發現樓梯下有個陰陽門。工程師隨即搬出，租房住，以後再也沒見到亡魂。之後，若到較陰場所，還是會看到陰物。

當工程師一進診間，帶著一股陰氣，面如蒙塵，灰灰暗暗的。印堂、眼尾處，隱隱泛著青黑色，眼下如臥蠶，顏色時而青白，時而灰。說話聲音，沙沙啞啞的，講沒兩句，就要清一下嗓子。

幾年不見，工程師的長相好像變了，不是歲月的洗鍊，而是那個氣韻，看去滿臉狐相，眼尾和嘴角，怎麼那麼有狐味？尤其是工程師的眼神，撲朔迷離，迷迷茫茫，整個臉似三角形。這種狐相，女生多見，男生比較少見。

工程師來看腰痛問題，一直治療都好不了，怎麼會這樣？

我問工程師：「你的生殖器，龜頭是不是常冷冷的，腰也冷冷的？」工程師很驚訝的問：「醫生，你是怎麼知道的？我都還沒說，你也還沒把脈呢！」

我再問：「你是不是曾經在夢中，和你曾經服務過的女性往生者做愛？」工程師傻眼了，低下頭，滿臉通紅，很不好意思的點點頭。工程師臉色青白，陽氣未出表，故易有非人（鬼）來附，這該怎麼辦？

多年前，有一次參加進修課程，其中有一位講師，是國內知名的法醫，教我們如何判斷死亡日期及鑒別死亡原因。課中，他提到一位由西醫轉法醫的離奇經歷。

有一位年輕女孩，遭情殺，被棄屍在一個荒野的山頭上。當天，這位年輕法醫，前去驗屍，當見到全身裸露的女屍，法醫竟不禁讚嘆：「好美啊！」長長的秀髮，細嫩的皮膚，美麗的臉龐，姣好的身材。

當晚，法醫回到家，醫師娘隱隱約約的，看到一位女人身影，跟著先生回家。醫師娘好像習以為常，見怪不怪，知道夫君的工作性質，那些亡魂來了就會走，所以也不作聲。

這次不一樣，那個倩影，不但和先生睡在一起，連吃飯時，也坐在法醫身旁。她，正是白天驗屍的那位，年輕俏女孩的幽魂。

倩影晚上竟和法醫做愛，法醫似乎也樂此不疲。但時日一久，法醫的精神和身體日漸變差而消瘦，才託人找到高人，處理這檔生死之交。經過高人做法，好不容易擺脫了倩影。日子又恢復往常，好像什麼事都沒發生一樣，法醫的身體也漸漸健朗起來。

在一個月黑風高的夜晚，倩影再度出現，要求交媾，法醫半推半就，就又重溫舊夢，纏綿悱惻，難分難捨。過了一段時間，倩影竟然懷孕了，要攤牌。法醫再去找那位高人，高人原本不願意接手，說是法醫自找麻煩，請鬼容易，送鬼難。

經有力人士，極力請託，高人勉為其難，再次做法。高人說這回難度很高，成敗難定。最後，倩影提出條件交換，要這位法醫永無子嗣，法醫幾經折磨，痛苦的痛下決心，要結束這段生死之交，而答應了她的要求。之後，果真，倩影再也沒出現過。

記得當時上課，知名法醫台上口沫橫飛，從頭到尾，高潮迭起，台下醫生們聽得目瞪口呆，除了驚訝之外，還是驚訝，掌聲雷動。

當知名法醫講完，當場就有一位醫師，馬上提問：「如何找到那位高人？」大家會心一陣哄笑聲，可能那位醫師也有此種困擾和需求。可惜高人早已不知去向，了無音訊。還有醫師提問：「那位年輕法醫，後來到底有沒有生小孩？」無解。

眼前工程師，夢與鬼交，要如何處理？我又問：「你和女朋友作愛時，生殖器是不是會痛？」工程師滿眼疑惑，醫生是怎麼知道的？把脈可以把得出嗎？

其實，我不知道，是我推測的，2個女人，一陰一陽，一死一生，女朋友不知情，陰者可能比較會吃醋之故。而且工程師還補充說，和女朋友做愛時，陰毛很癢，有時突然就陽痿了。

推測工程師的腰痛，不是病理性腰痛，是非人來附嗎？這該怎麼辦？

針灸處理

孫真人十三鬼穴，前賢曰：「針了十三鬼穴，猖狂惡鬼走無蹤。」先賢告誡，針6～7個鬼穴即可，只須驅趕鬼，不要趕盡殺絕。十三鬼穴要依其順序下針，孫真人留下鬼穴名，需特別手法嗎？還是手法是不傳之秘？姑且試之。

孫真人十三鬼穴：一、鬼宮，人中穴。二、鬼信，少商穴。三、鬼壘，隱白穴。四、鬼心，大陵穴。五、鬼路，申脈穴。六、鬼枕，風府穴。七、鬼床，頰車穴。八、鬼市，承漿穴。九、鬼窟，勞宮穴。十、鬼堂，上星穴。十一、鬼藏，會陰穴。十二、鬼臣，又稱鬼腿，曲池穴。十三、鬼封，海泉穴，在舌下中縫。加針間使、後溪穴尤妙。

人中、少商、隱白、海泉穴都很痛，請工程師自己按穴。會陰穴，在生殖器與肛門之間，不方便針，也請自行按穴。風府穴用點刺法，因為要仰臥針灸，其他穴採平補平瀉法，升舉陽氣出表，針百會、關元穴。安神，鎮魂魄，針神庭、本神、神門穴。工程師舌尖凹陷，心陽不足，有時莫名心慌，胸悶，針膻中、間使穴。腰酸冷，補腎陽，針氣海、關元、後溪穴。一周針1～2次。

處方用藥

早在《黃帝內經》，醫聖張仲景，都有論及夢與鬼交之病。《金匱要略》提到狐惑病：「狐惑之為病，狀如傷寒，默默欲眠，目不得閉，臥起不安，蝕於喉為惑，蝕於陰為狐，不欲飲食，惡聞食臭，其面目乍赤、乍黑、乍白，蝕於上部則聲嘎，甘草瀉心湯主之。」

狐惑病，類似現代醫學的白塞氏病，是一種全身性自體免疫系統疾病。為何以狐為病名，是否暗藏此證是，被狐狸精所妖惑、誘惑所致？

《金匱要略》：「脈得諸芤動微緊，男子失精，女子夢交，桂枝龍骨牡蠣湯主之。」

用科學中藥，桂枝加龍骨牡蠣湯，亦治虛勞陰陽兩虛，陰頭寒，能鎮心安神。

用甘草瀉心湯，治狐病。

少加芳香藥辟穢，藿香、佩蘭或艾草。

間用麻黃附子細辛湯，補腎陽。養腎精，加杜仲。

若與不認識的人夢交，加小建中湯。晚餐前，服1包，睡前1小時，服2包。

特別囑咐

※用艾條灸百會、勞宮、關元、命門穴。夏天各灸5分鐘，冬天各灸10分鐘。

※用鹽巴、米混拌，小量，放臥房四個角落，3天掃掉換新，直到未夢到亡魂為止。

※做一次跨火盆：用銅或鐵盆，內放檀木或桃木，木炭，茉草，點火燃後，跨過火盆，過火破煞，去晦氣。

※睡前告訴自己，夢中如果出現亡魂，視若無睹，勿回應，勿恐慌。

※晚上不要在樹下約會。晚上外出，9點前回到家。

※子時，晚上11點到凌晨1點，陰物趕路，勿穿大紅色衣在街上走。

※腎陽、心陽不足，陽氣難出表。少吃冰品冷飲，影響心陽、腎陽，使身體更陰寒。

※勿去奔喪，勿去探望重病人，勿去陰廟。

※少陽為生生之氣，少陽勿折，潛龍勿用。即夜半陽還，子時一陽生，若陰莖勃起，勿行房，易折少陽之氣。

※晚上月亮少於半圓時，勿行房。最宜月圓做愛，天人合一。

※神光圓滿，陰物較不會靠近。多培養正氣、浩然之氣，曬一下清晨和傍晚的太陽。

※人的生命之火：

少陰君火以明，為人火，心火不明，人較陰，陰易來附。

少陽相火以位，為天火，相火宜靜，勿上下擾動，以充養。

※男有二頭：

一、項頭，為陽火，陽火滅，陰眼開，見鬼。

二、龜頭，為陰火，火燒海底，陰精洩，須持養，勿常動陰火。

※古法，女性夢與鬼交，用珠蘭根搗爛，紗布托住，不要包緊，塞入陰道中。

※《本草綱目拾遺》記載：老道士教人，治狐魅，用珠蘭根搗爛，置床頭，待狐來求交時，塗其頸物上，狐即中毒而逃。

借鏡年輕法醫的事，我勸工程師，生死之交，儘早了斷，臉色才會恢復應有的光澤及健康。工程師會意的點點頭。針灸2個月後，工程師煥然一新，腰痛也痊癒了，並繼續針灸保養三個月。

中秋月圓，工程師與女朋友，月圓人圓，並結束了生死之交。

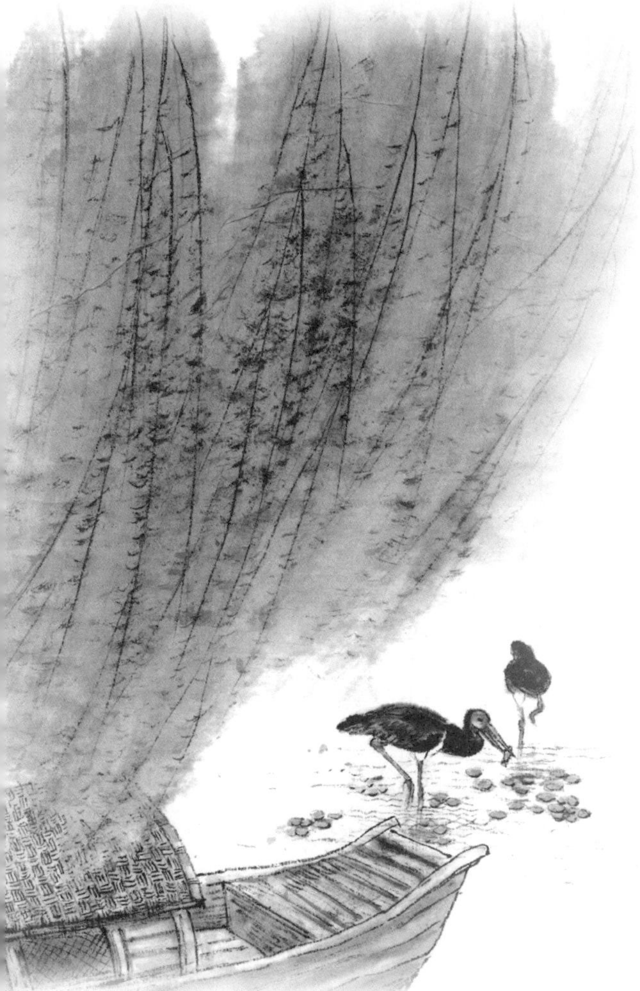

視死如歸

死是什麼滋味？百味雜陳。「死」活生生的，活在人生百態中，俯拾可見。
愛：愛死你了，想死你了，死心塌地，生死與共，死鬼，你死到哪兒去了。
恨：恨死你了，見死不救，要死不死，罪該萬死，死不要臉，死皮賴臉。
情：醉生夢死，貪生怕死，死灰復燃，死心眼，士為知己者死。

真正面臨生死交關時，誰能視死如歸？

一位56歲的建築設計師，為人誠懇厚道，他所設計的建築物，樸實自然，綠建築風格，頗受好評，事業飛黃騰達。建築師為退休生活預作準備，家住北部，卻大老遠跑到好山好水的東部，買下農場，依山傍水，十分愜意，想要樂活晚年。

一切建築及建設都完成，美侖美奐。農場只種10棵椰子樹，每次採收，都超過200顆以上的椰子果。其他果樹，也成果豐碩，常與員工、親友分享。

建築師內心唯一的遺憾，就是膝下無子。老婆因為一次子宮外孕手術後，就失去了生育能力，老婆因此走入宗教，虔誠唸佛。他倆也不想收養小孩，怕將來問題多，而影響夫妻感情。小倆口生活也其樂融融，到處遊山玩水。

建築師因多年的操勞，原本患有糖尿病，長年服降血糖西藥，雖然糖化血色素指數7。糖尿病西藥的副作用，據研究會引發心肌梗塞、心臟病、腎病，甚至提高死亡率64%。建築師可能因為太勞累，卻演成慢性腎臟衰竭多年。

當建築師來看診時，雖然家財萬貫，卻衣著樸實，一件休閒衫，一件牛仔褲，頭髮灰白，面色萎黃，兩側太陽穴處呈銅灰色，唇色暗而周邊近黑色，滿臉皺紋，像70歲老翁。剛從東部趕來，顯些疲憊，說話聲音低沉而無力。眼睛酸又乾澀，睡不好，食欲差，沒有饑餓感。

檢查指數：肌酸酐4.33（參考值0.6～1.5mg/dl）。尿素氮39（參考值7～20mg/dl）。腎絲球過濾率15.3（參考值100～120ml），為末期腎臟衰竭。

每次針灸完，建築師煥然一新，容光煥發。之後，每周儘量針一次，有時事業繁忙，總是心有餘而力不足。

有一天，建築師來診，愁眉苦臉，眉頭緊皺，兩眉頭都快撞在一起了。我問他：「你好嗎？怎麼看起來，心事重重的樣子？」建築師用那低沉而哀怨的聲音說：「我一直勸老婆來給你看，她死都不肯，不知道該怎麼辦？」也許因緣未具足吧！

原來貴夫人，半年來，肚子一天一天鼓起來，53歲了，總不會是懷孕吧！但夫人死都不肯看醫生。因為她身體腫脹，行動漸漸不便，建築師想請親友來幫忙照顧她，而且建築師常要跑工地，有時還要出國出差，但貴夫人死都不肯讓他人幫忙。

害得建築師五馬奔波，差點五馬分屍，內內外外，都得親自打理。難怪，每次來看診，都像是經歷大戰幾百回合的樣子，筋疲力竭。

建築師想方設法的，拿我的書給夫人看，就是希望夫人，能接受我的治療，但她死都不看，可能視力已模糊，看書吃力。建築師腦筋急轉彎，改用唸書的方法，唸給夫人聽。就這樣，唸著唸著，聽著聽著，皇天終於不負苦心人，有一天，建築師攙扶著夫人出現在診間。

當看到夫人的瞬間，我嚇了一大跳！差點叫救護車，送急診室。夫人舉步維艱，寸步難行，她那個肚子，比十月懷胎還大，大到肚皮好像隨時會爆破，肚臍已突出。她的腳腫，腫到好像輕輕撞一下，就會洩洪。每走一步，就喘得很厲害，好像隨時會斷氣。

夫人除了腫，臉、手和上半身都瘦骨如柴，四肢冰冷，耳朵枯萎色暗，人中凹槽變平。夫人易噁心，根本就吃不下，一吃東西就很喘，也無法躺著睡，肚子脹得難受，喘得吸不到氣，都是坐著睡。

天啊！怎麼那麼嚴重，也不看醫生？怎麼會有那麼堅强的意志？怎麼會對死亡毫不畏懼？

好不容易，我幫建築師扶夫人，坐上診椅。我第一句話就問：「妳眞勇敢！妳眞的不怕死啊！？」沒想到夫人辛苦的使著力，竟還能哈哈大笑！好像在向死神咆哮！要死神放馬過來。

夫人死白而皮包骨的臉，眼睛雖然凹陷，但很大，臉頰凹陷，嘴巴也很大，笑起來有點嚇人，笑聲令人起雞皮疙瘩，毛骨悚然！夫人不向命運低頭，還像俠女一樣，豪情萬千的，喘著談笑風生，太不可思議了！我跟著裝瘋陪笑！

建築師辛苦的把夫人扶到針灸房，因為夫人久沒吃東西了，怕她承受不了針灸，我就拿餅乾給她吃，夫人馬上拒絕。我輕撫她的肩膀說：「妳要乖乖聽話哦！妳身體內有上百兆的眾生，都在哭，它們都餓得慌了。吃點東西，我好幫妳針灸。」夫人只吃一塊蘇打餅乾，喝一點水。

針灸處理

先讓夫人平喘，輕刺激針內關、合谷穴。腳水腫，針陰陵泉、三陰交穴。一邊針，一邊心裏盤算著，如何補夫人的氣，以足夠建築師載她回北部，而不用擔心她的狀況。況且夫人久未出門，這來回的車程，我擔心她是否撐得住舟車勞頓，而平安回到家？就在百會穴下2針。

針灸完，觀察夫人臉色，雖沒轉潤，至少不會那麼死白，喘氣好像有暫時緩解一點。於是，我請建築師到診間。我很沉重的說：「夫人可能剩不到3個月的生命時間，或者更短，短到1個月。」建築師聽了，一臉無奈，很茫然！不知所措。

窗外陽光熾熱，刺心窩！

接著，我說：「你要不要考慮，直接送夫人進安寧病房？讓她減輕痛苦的走。」不必問，夫人死都不肯去醫院。夫人連親友都不許來探望，更別說是請看護來照顧，可憐的建築師，什麼也做不了！

人生如紙，命薄不如紙。疊疊錯錯，到底誰錯了？

臨終送秋波

人要離世前，都會有些徵兆，死神頻頻放出的冷箭：

※迴光返照，除中現象：原本體弱，吃不下，卻突然精神好轉，下床找東西吃。無病壽終正寢的人，也會自己找東西，吃了再躺床，以免作餓死鬼。

※視覺模糊，眼神呆滯，不能完全閉合。瞳孔變小，無力張開眼睛，眼眶凹陷。

※無食欲，吃了就脹。吞嚥困難，不吃不喝。夜半突然索食冰品。或原本虛寒體質，卻突然一直想喝冰水。

※鼻子變形扭曲，鼻翼煽動，鼻子削瘦尖銳，生門塌陷之象。

※張口呼吸，呼吸短，呼吸不規則。呼出有屍臭味或冷氣。呼吸時，肩部、頭部抬起。呼吸漸變快，又漸變慢，中間見呼吸暫停。

※瀕死喉音，呼吸有痰鳴音，喉部、口腔分泌物無力排出，勿抽痰，會讓病人痛苦。吐氣發出痰音，嘎嘎聲響，被稱為死亡咆哮聲，多在死亡前48小時。

※身體如脫水般，像乾屍。但病人卻覺得身體很沉。

※手指探肚臍裡，插入，若如深不見底的井裡，剩沒幾天壽命了。

※骨肉不相稱而分離，皮膚的皮，一拉就像拉起一張麵皮，尤其是老年人。

※疾病晚期，大肉陷下，肌肉萎縮，皮膚失去彈性，預後不良。

※病晚期，腳踝、小腿、手、臉部水腫。

※病晚期，腹水，肚臍突出，先天與後天，即將分離之象，預後不良。

※臉部呈綠、黑、死灰、鉛灰色。耳朵冰冷、枯萎。牙齒變黑。人中凹槽變平。

※肌肉鬆軟，皮膚蒼白濕、冷、癢，皮膚粗燥，出現深紫斑（屍斑）的瘀血斑點。

※男子失精，大小便失禁或便秘，大便呈白色。尿量漸少，尿呈棕、紅、茶色。

※汗出如油，或冒冷汗大如珠，出絕汗有屍臭味。貓不敢靠近，見到即逃離。

※四肢冷，因血液減少，勿蓋重被，病人如負重物，會很難受。

※口唇、指甲，灰白或青紫或藍，是一團黑氣入口之象，口無法閉合。

※嗜睡，類陷入昏迷。一整天都在睡睡醒醒，醒的時間越來越短。

※意識改變，對時間、地點、人物的辨別混亂。臨終躁動不安，扯管子，強下床。

※白天看到星星，聽到別人聽不到的聲音。正午太陽照到眼睛，不覺得刺眼。
※靈魂出竅，常夢見祖先或已故親人來找。託夢給親人，告知自己行將離世。
※見到親友來訪，就哭得很慘，尤其是看到子女，或子女將要離去回到工作崗位時。

黑白無常刀下留人

若瀕死陷入昏迷，遺言後事未交代，催醒湯服下，可醒一陣子，這是吳雄志教授家傳吳門驗方：加味百合地黃湯。原治溫病熱入營血，證見神昏譫語，尿少，舌紅少苔。適用於溫熱病所致昏迷，可增進神經系統興奮性。

組成：百合（金）2兩，生地黃（水）2兩，淡竹葉（火）3錢～1兩，石膏（土）5錢～1兩，牡丹皮（木）2～3錢。熱不退，倍石膏。少尿，倍淡竹葉。血熱，倍牡丹皮。動風，加牡蠣。無熱，去牡丹皮。

第二周，沒想到，夫人肯吃我開的藥，有一點點食欲，有一點精神，她覺得針灸完，人有比較舒服。夫人竟然主動要求，要給我針灸，她說喜歡和我聊天。

當我再看到夫人時，其實是病情快速惡化，腳部的水腫，已微微滲出水。夫人每吐一字都很喘，很吃力，連一句話都無法說完，喘息抬肩，用口呼吸。呼吸間，聞到一股腐屍味。

她還不服輸，硬要和我講話聊天，我示意叫她不要說話，傷肺氣。生命的頑強在眉宇間，顫抖！生命的跌落在肺泡間，凋謝！

我很快的在百會穴下3針，加頭臨泣、頭維穴，就請建築師直接，送夫人回北部去急診，離家近，好照顧。我握著夫人的手說：「到醫院請醫護人員照顧妳，先生腎臟正在衰竭，才不會把他累垮了，好不好？要乖乖哦！」

夫人緊握我的手，久久不放，強忍著眼中的淚！呢呢喃喃，不知道夫人在說些什麼？臨走前，她用那無力的手，向我揮別，好像在向這個塵世道別。

到了急診室，醫生嚇一跳！竟然有人可以撐到這麼嚴重的地步。醫生先幫她抽腹水，分3次抽水，累積竟高達1萬3千毫升。檢查結果是卵巢癌，已擴散到骨盆腔、腹腔。醫生說已無法醫治了，無藥可治，只剩一個月的生命，做化療處理。

我不明白，既然無藥可治，臨終前，為什麼還要做化療？敲骨吸髓，讓病人受煎苦，有如被咀咒「不得好死」。我是否破壞了夫人，想用自己的生命，轟轟烈烈的，完成悲壯的命運交響曲？到底送去醫院，是對？還是不對？

回首，瞻仰，視死如歸的英魂：

屈原：「雖九死其猶未悔。」

李白：「縱死俠骨香。」

陸游：「死去猶能作鬼雄。」

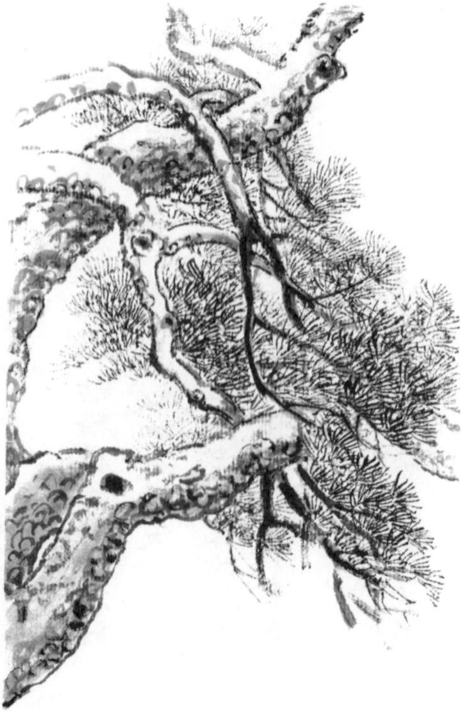

天雨難潤無根草

人到中年過後，疾病較多，活得越久，皮囊越厚。面對疾病的態度，決定晚年的生活品質。

一位66歲女士，因為睡眠與耳鳴的問題，隨著她佛教的朋友一起來調理身體。經過兩個月的針灸，雖未痊癒，卻覺得人很輕快，於是決定帶先生一同來治療。

女士費了九牛二虎之力，三寸舌講得都快爛了，才請動家中老爺出門，從北部來看診。

老先生72歲，曾在很重要的公家機關擔任首長，威風凜凜，威武氣概逼人，令人敬畏，不是三分是十分。退休後，仍然官威不減，氣勢逼人，卻苦了老先生的肝和腎，脾氣變得古怪，腎臟更是大喊吃不消，腎精庫存快見底了。

老先生的健康，所看的都是大醫院，大名醫。當他到了診所，一看是小診所，小醫生，遲疑了一下，差點回頭，不肯進來。走入診間，官架十足，還帶著很不屑的眼神和口吻，問話愛搭不理的。老先生對西醫一面倒，認為有儀器的醫療才叫科學。

老先生滿面暗沉，眼下色澤，比黑眼圈還深，眼袋還打了幾個摺紋。他說話時，口中帶有金屬味，更像是阿摩尼亞的味道。頭髮枯黃而稀，一看就是腎精枯竭，腎水寒之象。

老先生試做針灸，不肯吃中藥。針了2次，只做一般保養針灸。針後老先生精神好轉一些。第3次看診，老先生才肯說出，他的健康狀態：高血壓，失眠，頭昏，眼睛乾澀，易疲勞，常口苦，噁心，想吐，吃不下，呼吸有時不順，稍為運動就易喘，晚上常常腿抽筋，左膝蓋痛，腰酸，皮膚癢，下肢水腫。

老先生的檢查指數：糖化血色素6.2，飯前血糖113，血色素8.6，尿酸3.9，尿素氮114（參考值7～20 mg/dl），腎絲球濾過率12.4（參考值100～120 ml，隨年齡老化，40歲以後，平均每年減少0.8～1.0），肌酸酐4.93（參考值0.6～1.5 mg/dl）。目前服西藥中。

他的主治醫生說，老先生已是末期腎功能衰竭。而且說腎功能衰竭是不可逆的，無法恢復原功能，只能減緩病變速度。老先生的心態，如醫生所言，就等著洗腎。

女士很擔心先生的健康，請我幫忙。我說依先生的指數，還有很大的治療空間，問題是：要先說動先生肯吃中藥，才幫得上忙，光靠針灸，我的工夫還不夠。

女士皺了皺眉頭，那個老公的頭殼裡，住著一個頑石公，很難搞定。老先生從來都是唯我獨尊，自視甚高，何況西醫交代先生，不能吃中藥，就等著洗腎。

這個老婆厲害，不知用什麼招數，頑石終於點頭。所謂的獨立思考，往往也是被洗腦後的結晶。

慢性腎臟衰竭的分級

第一期：腎絲球過濾率eGFR在90以上，腎功能正常，有蛋白尿，血尿。

第二期：輕度，eGFR在60～89。

第三期：中度，eGFR在30～59。
第四期：重度，eGFR在15～29。
第五期：末期，eGFR在15以下。

針灸處理

男性以腎為先天，腎為根本，只要穩定腎根，樹上枝枝葉葉掉了，還可生生不息。補腎，針關元、湧泉穴。强化腎絲球過濾率，即代謝廢物的能力，針陰陵泉、三陰交、太谿穴。減緩腎絲球的硬化，要活血化瘀，針血海、三陰交穴。

肌酸酐是正常肌肉內肌酸的分解產物，是血中代謝物，經腎臟過濾，藉由尿排出體外。減少血液代謝物的沉積，針血海、三陰交、公孫穴。

尿素氮是蛋白質的代謝物，排到血液，由腎臟過濾後，由小便排出。增强腎臟對蛋白質的代謝排出能力，減少炎症物質的堆積，減緩免疫複合物的沉積，找陽明經，以其多氣多血的特性，針合谷、足三里穴，加三陰交穴，兼補血。

眼睛酸澀，因腎水不足，肝血較枯，針睛明、足臨泣、絲竹空、三陰交、湧泉穴。胸悶、心悸，易喘，針內關、膻中穴。心腎不交，以致失眠，針湧泉、神門穴。易疲倦，腰酸，因腎精不足，難貫脊柱而上灌腦，針百會、氣海、關元穴。

食欲一部分與雄激素有關，腎虛，雄激素分泌較低，故無饑餓感，食欲差，針中脘、公孫穴，兼治噁心欲嘔。下肢水腫，針陰陵泉、三陰交、太谿穴，兼治膝蓋痛。選穴以兼治居多，以免針數太多。

一個月後，老先生複查指數：尿素氮114，沒變。肌酸酐3.93，（原4.93）下降轉好。腎絲球過濾率18.4（原12.4）回升轉好，腎功能已由末期，逆轉到第四期。

再半月後，檢查指數：尿素氮68，大幅下降轉好。肌酸酐3.44，再降一些轉好。腎絲球過濾率18.8，回升一些轉好。戰績再往上逆轉，已有機會不必洗腎，老先生身體各方面症狀，都有緩解，特別是口中的味道，已較無阿摩尼亞的味道。

事實擺在眼前，老先生卻沒有一絲高興，還抱怨中藥很難吃，來看診很遠，針灸很痛。老先生說，西醫說他有一天，一定會走到洗腎，還說去洗腎坐計程車不用錢。他就等著洗腎就好。

之後，老先生就不肯再吃中藥，新冠肺炎疫情剛開始，立即不見老先生的蹤影。只能感嘆天雨難潤無根草！

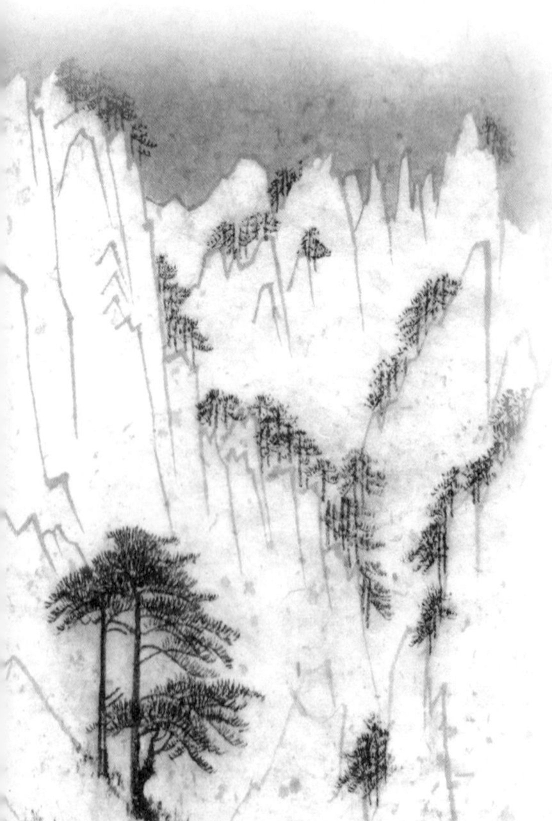

六月新娘

春天發芽的百花，在六月怒放，風敲竹，燕子吱吱喳喳的歡唱，為天下有情人，鋪墊華麗的新婚殿堂，六月新娘，在艷陽高照下，艷麗無比。

在一個吉祥的好日子，有一家人辦喜事，張燈結綵，喜氣洋洋。新娘穿著純白婚紗，嬌媚動人。父親挽著寶貝女兒，在家門口，把女兒交給來迎娶的新郎。

父親對女婿說：「第一個抱她的，是我，不是你。第一個親她的，是我，不是你。第一個愛護她的，是我，不是你。但是，陪她一生的，我希望是你，不是我。」頓時，現場觀禮的親友，無不為之動容。

父親的眼眶濕潤了，接著說：「如果有一天，你不愛她了，請不要打她，不要罵她，不要背叛她。你跟我說，我會帶她回家，我來養她。」父親轉身對女兒說：「老公未必是一輩子的老公，老爸卻是妳一輩子的老爸。」

剎那間，新娘淚流滿面，立即向老爹跪下叩頭，剛畫好的濃妝全毀了。剛才還笑容燦爛的新郎，尷尬的不知所措。父親說完，抹著眼淚，轉身進家中，在場慶賀的嘉賓，也都在擦眼淚。

親愛的爹爹，您的肩膀，可要夠硬實，好讓女兒可以依靠。您的健康，可要夠硬朗，好讓女兒長期依靠。婚姻的路，從來都不會平順，因為老天有哭不完的淚！

※※※

在一個六月的吉祥好日子，一位父親把女兒交給新郎，並祝福新人，永結同心，永浴愛河，白頭偕老。說完，父親在女兒耳邊，輕柔的說：「寶貝，如果婚姻不如意，就搬回來住。」

美麗的新娘，秀外慧中，從少婦到中年婦人，擔任老師工作，是個好老師，好妻子，好媽媽。先生對於賢妻賢內助，簡直無可挑剔，恩恩愛愛，過了20年，真不簡單！

先生對妻子，常無數次的感慨：妻子什麼都好，就一點，那一點，他忍了20年，快撐不住了。

到底是哪一點？有這麼嚴重？

原來是自從妻子生下第一胎後，再也沒和先生行房，說是一行房，妻子的陰部就會痛，先生很體諒，不敢勉强妻子。先生有需求時，除了沒有開放陰道外，妻子也都給先生愛撫親熱。

先生認為他的性生活，只有一半，不滿意。先生常常腰酸，脖子很緊，身體重，很容易疲倦，眼睛酸澀，尿尿不順，怎麼看醫生都看不好。於是，先生全部歸咎於他沒有完全的性生活之故。

妻子很確定，先生對她的愛與忠貞。對於房事，得過且過，能拖就拖。直到有一天，妻子偷看先生手機LINE上的訊息，才猛然察覺，大事不妙。

先生為了房事，尋求靈性機構的解套。要去參加一個靈性課程，主持人是美麗妖豔的女人，還沒進入課程，他們互相來往的訊息，比先生發給妻子的訊息，多很多。

此時，先生60歲，妻子56歲，都老夫老妻了，還在為房事煎熬困擾！妻子悲從中來，無論她多賢慧，竟抵不過先生身上，最大的那根筋（陰莖），想回家向老爸訴苦，可老爸早在10年前，就已駕鶴西歸了，無家可歸，無處可訴。

老師焦急的來看診，我先問：「妳不喜歡行房，是因為什麼？」老師只是吱唔唔，一時也答不上來。

我分析：「是爸媽感情不好嗎？是妳曾遭受過性侵嗎？妳覺得性是很骯髒的事嗎？是夫妻性生活不美滿嗎？還是生產的痛，讓妳害怕再懷孕而逃避性生活？」原想把老師的盤根錯節，理一理，但老師愣愣的沒回答。

我再問：「妳還愛不愛妳先生？妳要讓老公打野食嗎？妳的婚姻出現危機了，妳打算怎麼辦？」那是老師已掙扎很久的問題，不知如何是好？焦頭爛額啊！

老師把先生的照片，拿給我看，先生前額很禿，是高雄激素的體徵，對性有特別渴求。

我先精神建設：「老師啊，房中術是養生術。補腎最好的藥，是兩情相悅的做愛，而且雙方都達到高潮。此時，大腦會分泌多巴胺（dopamine）、腦內啡（快樂激素）、血清素（serotonin）（安心感激素）、催產素（親愛賀爾蒙）。」老師聽得很認真。

我建議：「我們先來恢復妳的性能力，我助妳一臂之力，好不好？」老師終於有回應，她點點頭，臉紅尷尬的笑了。

房事養生，發展於漢唐時期，對性實行較開放政策。當秦漢帝王，醉心於神仙術，後漢曹操卻帶頭修習房中術，發展到秦漢時期，出現《素女經》、《玄女經》、《玉房秘訣》等性學專著。

天地有開合，陰陽有變化，《內經》主張陰陽和合，男女交媾，乃自然之道。陰陽學說基礎，可能是對男女兩性關係的觀察與思考。

先賢性教育

※葛洪：「凡服藥千種，三牲之養，而不知房中術，亦無益也。」

※告子：「食色，性也。」

※孔子：「飲食男女，人生大欲存焉。」

※吳雄志教授：交媾有三：

人天交構：自然呼吸。

自身交媾：心腎相交。

同類交媾：男女交合。

※孔子：「少之時，血氣未定，戒之在色。」性過早，真氣損耗甚。

※《禮記》：「令男三十而娶，女二十而嫁。」

※《內經》：「男子四十而陰氣自半。」能力減半，性功能減半。

※《內經》：「孤陰不升，獨陰不長。」

※李鵬飛：「欲不可絕，欲不可早，欲不可縱，欲不可强。」

※《內經》：「思想無窮，所願不得，意淫於外，入房太甚，宗筋弛縱，發作筋痿。」

※《千金要方》：「遠行疲乏來入房，為五勞虛損，少子。」

※《三元參贊延壽書》：「欲有所忌：大醉入房，氣竭肝腸，丈夫則津液衰少，陰痿不起，女子則月事衰微，惡血滯留生惡瘡。」

※《三元參贊延壽書》：「強力入房則耗精，精耗則傷腎，腎傷則髓氣內枯，腰痛不能俯仰。」

※《內經》：「以酒為漿，以妄為常，醉以入房，以欲竭其精，以耗散其真，不知持滿，不時御神，務快其心，逆於生樂，起居無節，故半百而衰也。」

※《內經》：「夫精者，生之本也，若入房過度，汗出浴水，則傷腎。」

房事七損

長沙馬王堆古墓，出土的帛竹簡《天下至道談》，提到七損，對人有害的7

種房事做法。八益，8種有益行房的作為。

1.閉：性交動作粗暴，陰莖痛，陰道痛，精道不通，肝腎虧虛，無精可瀉。

2.泄：交合後，大汗淋漓，精氣外泄，陽氣嚴重虧損，向外浮越。

3.竭：房事不節，縱欲無度，氣血耗竭。

4.勿（弗）：交合時，性衝動強烈，卻陽痿不舉，或舉而不堅，堅而不久，警示有隱患，不宜性事。

5.煩：交合時，心煩意亂，不安，呼吸喘急。陰氣虧虛，虛陽浮越。

6.絕：無欲，強行交合，特別對女性身心不利，如陷入絕境，影響孕胎之優劣。

7.費：交合過急，女未意動，男不顧女而早洩，既不愉悅，亦無補益，白費耗散精氣而已。

房事八益

1.治氣：調治精氣，用氣功導引，使氣血流暢。
2.致沫：致其津液，縮肛，呑津，使陰精之氣下至陰部。
3.知時：掌握時機，男女神和意感。
4.蓄氣：蓄著精氣，交合時，將背放鬆，縮肛，引內氣下行，積蓄陰氣。
5.和沫：調和陰陽，交合從容，以和為貴，呑引津液。
6.積氣：聚積精氣，交合，勿太過或不及，以積精氣。
7.待嬴：保持蓄滿，交合結束前，靜待不動，配合吐納，使精氣持盈而不泄，安靜休息以復其精力。
8.定傾：防止陽痿，交合結束，精神與體力迅速恢復。

房事禁忌

※上下弦月時：月未半圓時，血氣較虛，不宜做愛，易得馬後風（做愛型感冒）。

※外感初癒時：此時做愛，體力難恢復，易再感冒。

※生病時：氣血不足，陰陽失調，臟腑功能衰，行房損正氣，病難癒。

※目赤時：行房易患目內障。

※金瘡時：交合動血氣，令瘡敗壞。

※體虛時：經期、孕期、產期、哺乳期，衝任虧虛，氣血不足，邪易乘虛而入。

※生氣時：人怒，血氣未定，交合令人發癰疽。

※情緒差時：抑制性激素分泌，阻礙血流向性器。意念不能集中，性興奮不易激發。

※恐懼時：恐懼中交合，陰陽偏虛，易發厥、自汗、盜汗、生積。

※飽食時：過飽交合，房事勞損，血氣流溢，滲入大腸，時便清血，腹痛，易得腸癖。

※大醉時：酒使氣血分佈體表，體內空虛。酒亂性，傷內臟，易耗竭腎中精氣。陶淵明五個兒子都弱智呆傻，他後悔的說：「後代之魯鈍，蓋緣於杯中物（酒）

所貽害。」

房事三忌

天忌：大寒大熱，大風大雨。
人忌：醉飽，喜怒，憂愁，恐懼。
地忌：山川，社稷，灶之處。

房事保健

※人老，生殖先老，首以表現性的衰老。
※定期行房，使雄激素、雌激素水平提高。
※雄激素：維持性欲，堅筋骨，强肌肉，有助强心，戰鬥力。
※雌激素：支援性器官的發育和維持，鎮靜，使肌膚細緻，延緩衰老。
※陰陽交合，採陰補陽，採陽補陰，陰陽互補。

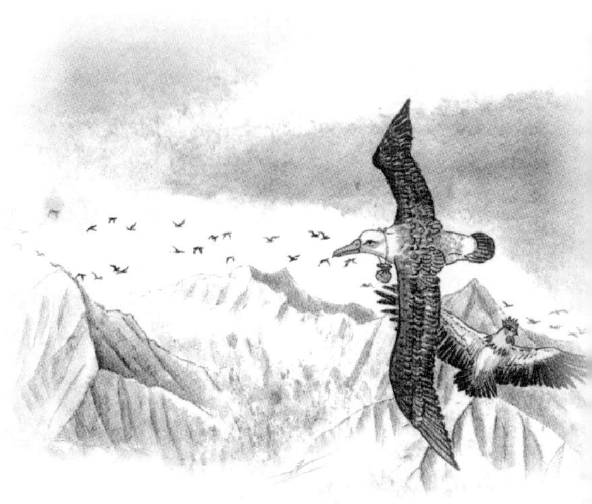

※男子的發育，是精化神的過程。若8～24歲，常手淫，致漏精。

※男子不想活，抑鬱，多因漏精太多所致，以腎藏志之故。

※常手淫，無「陰」滋潤，以平復欲火。會越做越想做，無法自拔而「嗜欲」，越做虛火越旺，漏甚，傷精神，陷入半生半死狀。

※陽痿，因精漏得太多，人體自救功能，使陽痿而休戰。

※補腎藥，要懂得擒龍、封藏。否則，春藥、補腎藥，先催乾人的氣血、心火，再讓欲望升起，以致加速死亡速度，樂極生悲。

※月始生則血氣始精，衛氣始行。月圓滿則血氣實，肌肉堅。月圓而滿時，做愛最好，天人合一。

※房事太過，耗傷於內，致筋痿或白淫，傷肝、腎、脾、陰精、元氣。

※房事不節，陰損及陽，致陽痿。

※房事太甚，腎精虧虛，早衰，髮早白，牙早脫，視早茫，夜尿頻，遺精，遺尿，怕冷。

針灸處理

老師56歲，天癸絕，已絕經期，各種賀爾蒙都在撤退中。臨渴掘井，問題是，井底之水也枯了，該怎麼辦？

性慾由雄激素所支配，啓動腎命門之火，加强腎功能，針關元、太谿穴。性器官由雌激素所支援，女性以肝為先天，肝經環繞陰器，肝又主疏泄，調肝，針三陰交、太衝穴。

陰部的潤滑液，由雄激素所主導，也需氣血滋潤做後盾，針陰陵泉、三陰交、公孫、內關穴。性冷感，針關元、中極、委中穴，自行灸腎俞穴。房事時，陰道乾澀痛，針關元、中極、三陰交、足三里穴。

要行房當天，加放鬆筋與精神，針合谷、太衝、陽陵泉穴，加百會穴2針齊刺。百會穴是頭皮針的會陰區，百會穴下的大腦皮層，有感覺中樞、運動中樞。大腦分泌促進快樂賀爾蒙：多巴胺、血清素、腦內啡、催產素等。催產素可喚醒性興奮。

所以，大腦才是最重要的性器官。

針灸完，我對老師說：「戰備物質，已幫妳鋪墊好了，臨陣磨槍，今晚妳就可派上用場，不要怕，儘情的揮灑吧！老娘寶刀未老哦！誰怕誰呀！」說完我們倆都笑彎了腰。

第二天，老師立即來診，報告戰績，我們交頭接耳，竊竊私語：老師賣力演出，結果是，倆人的生殖器都磨破了皮，又痛又累，人仰馬翻。說完，我們倆又是一陣哈哈大笑！

我鼓勵老師，只要開始就不嫌晚，只要開始就是成功的一半。我建議老師，床戲前，多作擁吻動作，接吻的唾液，為上池水，會釋放雄激素，還可以刺激陰道分泌液，為下池水。先生射精後，讓精液留在陰道內，不要立刻洗淨。

老師倆老夫老妻，有如回到初識相戀的激情，重新慢慢謀合，終於化解一場婚姻危機。

風情交頸烏雲飄

頸部的風情萬種，且看：

宋·汪元量：「交頸鴛鴦嬌欲語」。

宋·趙令時：「碧沼鴛鴦交頸舞」。

宋·曾布：「宿間粉頸斷瑤瓊」。

女人有二頸，上有項頸，下有子宮頸。上可交頸，下亦可交頸。上頸之交，柔情千萬，下頸之交，騷情萬千。

一位50歲音樂老師，整日陶冶在音樂的風情中。心靈的饗宴，似乎不能填滿身體的渴望。率性、敏銳，又敏感的藝術家，對情人的情愫，也如音樂般，高潮迭起，又盪下休止符。一個男友，換過另一個男友，從少女到更年期，還無法情歸如意郎君。

老師適逢更年期，月經紊亂，經期有血塊，行經腹痛甚，比年輕時還痛，經血淋漓不盡，腰酸背痛，頭髮稀疏，十分擾人。常有白帶分泌物，幾次陰道分泌物帶有血絲，有些驚恐。於是，去醫院做檢查，並做陰部切片。

檢查結果：子宮肌瘤4公分，卵巢水瘤4公分，子宮鱗狀上皮內瘤6公分，CA—125指數109，醫生初步診為0期子宮頸癌。

先認識CA—125

※是檢查婦女生殖器的腫瘤標記。

※作為卵巢癌治療後追蹤的指標。

※參考值：35 U/ml

婦女停經後CA—125指數升高的意涵

※若合併有卵巢腫瘤，原發性卵巢癌發生率90%。

※約50%的初期卵巢癌，約20%的末期卵巢癌，CA—125指數都在正常範圍。

※卵巢上皮細胞癌，輸卵管癌。

※子宮內膜癌，子宮頸內頸腺癌。

※腹膜癌，大腸癌，胰臟癌，胃癌。

※乳癌轉移，肺癌。

沒有腫瘤CA—125指數升高的意涵

※甲狀腺功能低下。

※心臟衰竭，腎臟衰竭。

※結核病。

※慢性肝炎，肝硬化，肝病變。

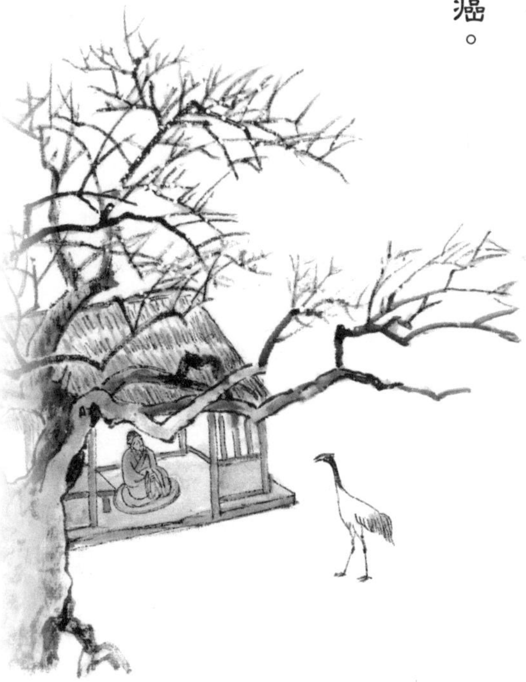

※胰臟炎，腸胃炎，腹膜炎。

※黏液性腹水。

未停經婦女CA—125指數升高的意涵

※子宮內膜異位症，子宮肌腺症，子宮腺瘤，子宮外孕。

※卵巢巧克力囊腫，卵巢良性腫瘤，輸卵管腫瘤。

※良性畸胎瘤。

※骨盆腔炎，骨盆腔粘黏。

※女性生理期。

※妊娠8～10周。

子宮頸癌概說

※發病率40～50歲為最高，其次50～60歲，再次30～40歲。

※多半是已婚婦女。年輕患者比例增加。
※是全世界第四常見癌症。是台灣女性癌症原因死亡第八位。
※台灣2017年有1418人得此病。2019年674人因此病死亡。
※演成子宮頸癌的潛伏期8～10年，甚至20年。

子宮頸癌的病因

病因至今不能明確證明，衆說紛紜：
※感染人類乳突病毒（HPV），90%子宮頸癌患者，被HPV所感染。
※5～7成女性，一生會感染HPV一次。9成的人，一年內HPV消失。
※子宮頸鱗狀上皮癌變。
※子宮黏膜發炎，引發不正常細胞的生長。
※可能與性交、妊娠、流產有關。
※性行為過早。不當性行為。感染性病。

※免疫力差。子宮頸炎。

※2個以上性伴侶，風險大增。

※服抑制免疫藥，風險增加10倍。

※複合口服避孕藥。

※愛滋病、尿毒症者，患病比例較高。

※臟腑氣血失調，濕毒內侵，積於下部。

子宮頸癌分期

0期：即原位癌，亦稱黏膜癌，只有在上皮區。

一期：蔓延到黏膜下層，侷限在子宮頸部。

二期：蔓延至陰道壁上2/3，侵蝕骨盆，子宮旁的結締組織。

三期：蔓延至陰道下1/3，骨盆壁，骨盆腔。

四期：蔓延至膀胱、直腸，跨越骨盆，遠端轉移至肺、肝、腦、骨。

子宮頸癌五年存活率

0期：100%。

一期：90%。

二期：70%～75%。

三期：40%。

四期：10%。

子宮頸癌症狀

※初期無任何症狀。

※性交出血，睡眠中陰道出血，大便後陰道出血。血量少，自行止。

※非經期陰道出血，不明原因陰道出血。

※月經量變多，經期比平常久。

※絕經期，間斷性出血，或血性白帶。

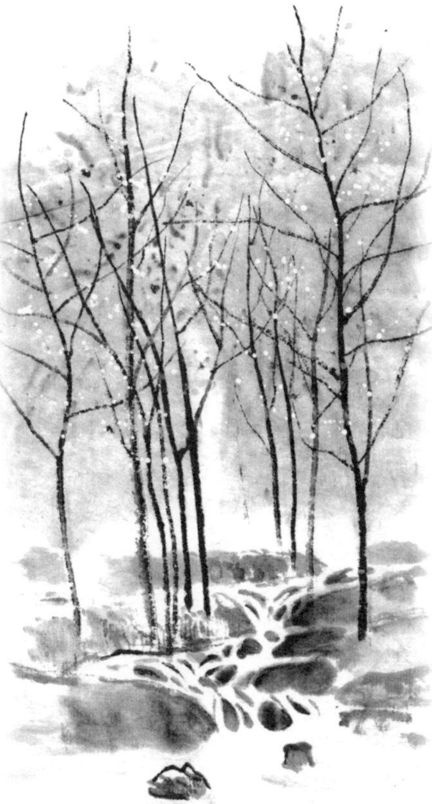

※隨子宮頸癌的發展，性交出血更甚。
※陰道分泌物很多，伴有特殊腥臭味，或膿臭位，繼發外陰炎。
※蔓延至骨盆，壓迫骨盆神經，引起神經痛，骨盆痛，下腹、下腰、臀部、大腿脹痛。
※蔓延至膀胱，引發血尿、頻尿、尿失禁。
※蔓延至輸尿管，引起輸尿管阻塞、腎水腫、腎臟衰竭。
※蔓延至直腸，肛門墜脹，大便不暢，便秘，腹瀉，血便。
※侵犯至直腸，發生裂口，排泄物自陰道出。
※蔓延至全身，貧血，體重減輕，急性衰弱，最終死亡。

浪漫的音樂老師來診時，沒有半點恐慌的樣子，因為身體還沒出現重大的不舒服，況且目前沒有任何證據顯示，子宮頸切除、子宮切除、電療、化療、冷凍療法等，對子宮頸癌用哪種治療方法最好。主治醫師沒採取什麼積極治療，只交待老師多休息。

針灸處理

動物要繁衍生命，多數是雌雄一對一。如果兩個男人的精子，同時在一個陰道內，會不會產生激烈鬥爭，而釋放出殺傷力的毒素。子宮頸內的毒素，解毒，針築賓、三陰交穴。子宮頸糜爛，白帶腥臭，針帶脈、氣海、行間、陰陵泉穴。

子宮頸癌，針承漿、天樞、中極、曲骨、子宮、氣衝、曲泉、上髎、中髎、下髎等穴，輪用。子宮穴位於臍下4寸，中極穴旁開3寸。

老師行房過度，頭髮稀疏，腰酸，為腎經虧虛之象，補腎，針關元、氣海、血海穴。心神動搖，易興性慾，瀉心火，針大陵穴。

子宮肌瘤，子宮穴斜刺，曲骨、橫骨穴直刺。另一組，中極、歸來、子宮、三陰交穴，輪用。其中三陰交穴脹麻感傳至足部，中極、歸來、子宮穴脹麻感，傳至外陰部。

若逢子宮功能性出血，淋漓不斷，針合谷、血海、三陰交、陰陵泉穴，自行灸隱白穴。情緒不穩，針神庭、太衝穴。

加强婦科病調理，針頭皮針，會陰區百會穴，額旁3線，約頭維穴向眉尾透刺，生殖區，約額角處。另服水煎劑。

特別囑咐

※保持生殖器的清潔，但勿過度清洗。

※固定性伴侶，勿與二個性伴侶同時間性交。治療期間暫停性行為。

※用苡仁1兩，菱角2兩，煎煮。喝湯吃料，每天吃一次，連吃一個月。

※用單味苦參煎湯外洗陰部，或用苦參2兩，蛇床子1兩，白芷5錢，煎湯薰洗陰部。

上帝給人禮物，人們只知道盡情享用，忘了看後面的價格。

幾次針灸後，我單刀直入，對老師說：「妳的音樂天賦，妳只用來當作賺錢工具，妳的音樂技巧，可能無懈可擊，否則不會拿到博士學位。但妳的音樂裡，沒有注入靈魂，妳沒有在音樂裡，溶入感情，解脫妳的靈魂。妳在乎的是台上的風光。說穿了，是虛榮心，是賣藝，是音樂匠。」老師非常驚訝，醫生是怎麼看穿的？批評也太刺耳了吧！

我繼續分析：「妳從來沒真正快樂過，妳把掌聲當作快樂，但幾分鐘的快樂，妳很快就陷入，莫名的落寞和空虛。所以，妳就拚命的做愛，想要捕捉什麼，感情、性愛，都沒能擺脫孤獨的陰影。妳已半百了，還找不到生命的意義。」老師瞪大了眼睛，一時無法承受。

更難聽的還在後面，我說：「妳的生活裡，最遠的距離，是從妳的身體到心裡。妳不要錯把濫情當多情，不要錯把多情當愛情。妳可以隨心所欲，但不要隨波逐流。妳可以性開放，但不要性開爛。妳的子宮在發出激烈的抗議、哀號。請聽聽子宮的聲音。」

重錘之下，是否可以敲醒迷中人？老師滿臉震驚錯愕。老師針灸完，一路回家，一路哭到底。

次診，那個高傲的眼神，終於緩和下來，老師說：「謝謝醫生，你的話，如雷轟頂，直透我的要害，我好好的檢討自己，我會好好的重新生活。」之後，老師如金蟬脫殼，容光煥發，又是一隻美麗的蝴蝶。

針灸13次，老師到西醫複檢，子宮肌瘤縮小1公分，剩3公分。腫瘤由6公分，縮小至2.8公分，脫離險境，主治醫生說，以後定期追蹤即可。之後，因新冠肺炎疫情突發嚴重，宣告三級警戒，就結束療程。

破卵傾巢

推估：2018年台灣高齡（65歲以上）人口，超過14%，正式邁入高齡化國家。依國發會2026年，台灣五分之一人口是老人，老化速度快過日本。2021年，台灣出生率1.0，為全球227個國家，倒數第二位，僅次於韓國0.8。年輕的婦女同胞，是否要為炎黃子孫的香火加把勁？另一方面，依內政部統計，2018年高齡（超過35歲）產婦的比例，突破3成。

高齡產婦的風霜

※易不孕，流產，早產，死產增加。

※高血壓，妊娠糖尿病，併發症增加。

※38歲之後做試管嬰兒，成功機率降到2成。

※胎兒出生體重低，染色體異常，先天缺陷發生率增加。
※胎兒易患唐氏症。
※胎兒心臟構造異常，心臟瓣膜異常，心臟缺陷等風險增加。
※子癇前症，胎盤早期剝離，前置胎盤等風險增加。

高齡產婦的風險再大，一位38歲的女士，仍毅然勇往直前，孤注一擲。因為那個4歲的兒子，一直吵著媽媽再生一個弟弟，給他作伴。

寶貝兒子，非常聰明，8歲時，診所的幾十套漫畫書，很快就全看完了，繼續看金庸小說，傳記文學，幾乎各類書都看。兒子不僅閱讀能力强，也很有領袖魅力，像個孩子王，很快就能和第一次見面的孩子，打成一片。有的小孩不肯或不敢針的，只要孩子王在場，就能搞定。這麼優良的品種，是不是該多生幾個？

女士任職公家機關，在有關公共設施的單位，擔任科員，精明能幹，認眞負責。為了生小孩，所有升遷的機會都放棄了。即使不是為了升官，每天仍常加班到晚上九點。要來看診時，才會提早下班，第二天再補上。到診所都是趕最後一班車，常常看完女士，我就可以下班了。

2008年，美國生殖醫學會，將不孕的定義：35歲以上婦女，卵子品質急劇下降，半年內無法受孕者。依保守估計，全球不孕人口占12%，台灣不孕率占15%，每6～7對夫妻，就有一對不孕，實際情形更慘。

不孕的原因

※卵巢爲最主要因素，占1/3。

※女性年齡大，子宮、卵巢衰老。

※男性精子品質差，搶不到卵子。

※輸卵管異常。

※不明原因，情緒，壓力。

人工受孕的種類

1940年，開始有人工受孕醫術，可分為：

※體內受精，成功率20%。一次費用1.5～4萬元。

※體外受精，即試管嬰兒。成功率80%以上，一次費用15～50萬元。

體內人工受精的彩排

※月經後第12天，打排卵針，或服排卵藥，約36～40小時，卵巢釋出卵子。

※利用超音波追踪檢查，待卵子成熟，打破卵針。

※取精子。男性精液，經過純化處理，選品質優良，活動强的精子，至少要大於500個。

※破卵24～36小時後，將精子由陰道內，子宮頸口，注入子宮，做人工受孕。並補充黃體素藥（孕酮），為助孕激素。

※14天左右，驗孕，驗尿或抽血檢查。

※治療第一次，成功率1～2成。治療3次後，成功率30%～40%。
※治療3次都失敗，改做試管嬰兒。

體外人工受精的採排

※條件：宜婦人34歲以內，至少一側輸卵管通暢，時間需3～6個月。
※打排卵針，或服排卵藥。
※頻照超音波，觀察卵泡品質，理想卵泡數8～13顆。
※追蹤卵泡成長，預測排卵時間，打破卵針。
※取卵，取精子。男性取精子前，禁欲3～7天。
※將卵子在實驗裡，人工與精子結合，確認受精。
※培養受精卵，分化成胚胎。
※第3天，將胚胎移入子宮。依法律規定，最多只能放入4個胚胎。
※第14天，驗孕，驗尿或抽血檢查。

人工受孕的風險

※服排卵藥後，卵巢無反應，無卵可取。

※排卵針或藥，要冒導致婦科腫瘤的風險，或其他致命風險。

※取卵時，引起出血、感染。

※對排卵藥、黃體素過敏，以致皮膚紅腫，發癢。

※骨盆腔感染，或出血，下腹痛，發燒。

※賀爾蒙濃度升高，引發卵巢過度反應症候群，100人中有3～8人有此症。

※違反自然，多胎風險，占25%～35%。

※胎兒早產，出生體重偏低。

※胎兒先天異常比例，占1%～3%。

※胎兒畸形與缺陷，比自然受孕，高2～4倍。

※小兒易自閉，過動，兒童癌症，腦性麻痺。

※胎兒生長異常，發育遲緩，骨骼發育遲緩，肋骨畸形比例，高8倍。

※男嬰長大，精子活動力差，睪丸較小，男性賀爾蒙、睪固酮分泌量較低。

卵子的絕代風華

※卵子是人體最大的單一細胞，長約0.2公釐，有如髮尖大小，被充滿液體的囊泡裹著。擔負著繁衍人類生命的重擔。

※在胚胎發育3～6周，即長出卵巢雛型。

※在胚胎發育3～4個月大，卵巢開始發育，為女性一生所需卵子做儲備工作。

※在胚胎發育7個月時，卵子數700萬顆，為最高峰、最多時期。

※在胎兒出生時，製造卵子生殖幹細胞，就喪失生產卵子的訊號。

※大部份的卵子，在未出生前，就自行篩選，去蕪存菁，品質不良者遭到淘汰。

※胎兒出生時，卵子數剩200萬顆。

※女孩初經時，卵子數剩40萬顆。

※女孩青年期，卵子數剩30萬顆。
※女性更年期，卵子數剩1千顆。
※女性平均每天，流失500～1000顆卵子。
※女性終其一生，只能排出400～500顆卵子。
※卵子壽命48小時，排出後24小時內，受精能力最强。
※未受精的卵子，苦等郎君不著，在48～72小時內，傷心吐血而亡，變成經血。

卵巢過度刺激後的悲情

※有些排卵藥，藥量愈多，罹患癌症風險越高。
※升高經期的雌激素濃度越高，患子宮體癌症風險越高。
※採集多個卵子的方法，造成一半甚至7成卵子的染色體受損。
※排卵針，促進體內多顆濾泡生長，致賀爾蒙濃度升高，滲透壓失衡。
※排卵藥，易胚胎發育早期，神經發育異常，導致腦或脊髓有先天缺損。

※有卵巢腫大的風險。
※妊娠晚期出血，易危及孕婦及胎兒生命。
※心臟病，心血管異常，血壓降低，心跳加快，易喘。
※血液濃縮，甚至須住院，以防血栓、休克。
※胃腸問題，噁心，嘔吐。
※腹痛，下腹痛，腹壁缺陷，器官錯位。
※失去生育能力，腎及多重器官衰竭，甚至死亡。
※手腳酸麻，尿量減少，甚至腹部積水，胸部積水。
※前置胎盤的比例，比自然受孕，高3倍。
※胎兒有早產、發育問題、學習遲緩、腦性麻痺、失明、呼吸困難等風險。
※病情惡化快者，在取卵後幾天，即危及生命。

一直以來，科員都在一位擅長不孕症的中醫師那裡，吃水煎劑。在西醫，做不曾停止過的人工受孕。46歲時，來門診加針灸治療。

科員留著一頭長髮，頭髮下1/3處，看去乾枯，頭頂有些稀疏。我建議她剪頭髮，一是頭髮會吃掉腎精的營養，腎精留來助孕用。二來，髮已乾枯了，也該剪掉，好讓其他頭髮得以光潤。可是科員說先生喜歡長髮，所以無解，愛的力量超過健康。

科員每次排卵後，就取卵，儲放醫院。她45歲時，已接近更年期，都藉由打排卵針取卵。46歲時，即使打排卵針，卵巢絲毫不為所動，已無卵可取，天癸已絕。科員的卵巢老了，子宮也老了，如老牛拉車。

科員所收集的卵子，到47歲時，幾乎每個月都在做人工體外受孕。一次又一次，沉重的去醫院，做人工受精，又落寞的接受失敗的磨難。每個月我都跟著她緊張。

助孕針灸處理

科員的工作壓力很大，很忙，生子的精神壓力更大，壓力要優先處理，針神庭、印堂、太衝穴。補血，使卵泡品質優良，針血海、三陰交、公孫穴。調經種子、助孕，針子宮、中極、胞門、子戶穴。補精氣，加強卵子釋出的趨動力，針百會、氣海、關元、足三里穴。取卵時，預防感染，針風池、曲池、合谷穴。

要打破卵針前，針血海、三陰交、合谷穴。提高雌激素，針關元、三陰交穴。破卵後，刺激孕激素增加，針關元、湧泉穴。健脾、助子宮內膜增厚，有利受精卵著床，針內關、足三里、三陰交穴。因為常打排卵針，過度刺激卵巢，預防卵巢提早老化，針胞門、子戶、三陰交穴。隨症、隨人工受孕療程作加減，每周針灸2次。

科員將所有儲備的卵，全用光了，彈盡援絕，不得不接受命運的殘酷，她已無生育能力。10年的人工受孕不成，幫科員處理善後。

受孕失敗針灸處理

科員經血枯竭，髮枯，皮膚枯燥，白頭髮增加很多，針百會、風池、血海、三陰交穴。稍為咳嗽、大笑、跑步就漏尿，常腰酸，腎精虧虛，針百會、關元、中極、湧泉穴。走路多一點就易喘，心悸，針百會、內關穴。

眼睛因肝血虛，腎水寒，越來越酸澀、模糊，針睛明、攢竹、太陽穴。稍一吹風就感冒，有同事感冒，她就感冒，針百會、風池、曲池、足三里、合谷穴。腰酸背痛，手足無力，針中渚、曲池、合谷、陽陵泉、足三里穴。小腹常常墜墜痛痛的，中氣下陷，針百會、中脘、關元、三陰交穴。每周針灸1次。

科員的真誠，即使金石為開，卻感動不了送子觀音的心。她在女人最精華的青春歲月，都耗在「做人」上，結果仍是巢傾卵覆，破卵傾巢，就這樣過了大半生！一生辛苦賺的錢，都花在「做人」上，所花的費用，可以買一間房子，加上一部汽車，人財兩空。

未滿48歲的科員，精氣神耗得太多，看去比60歲還老，看了真叫人不捨！餘生，全心疼愛獨生子。

避坑落井

人生病的時候，就會去尋求醫療，但求醫的路，會不會比生病的滄桑還滄桑？那是一個美麗燦爛的夏日午後，診所進來一位婦人，由一位先生攙扶著，我以為是他老媽，結果是他的妻子，婦人才61歲就老態龍鍾，步履艱辛，眼神無力，全身倦怠，全由先生代述病情。

婦人年輕時，曾患多囊性卵巢，經過手術後，開始心悸，胸悶，很容易疲倦，全身無力，晚上失眠，白天也睡不著，怎麼會這樣？

10年來，先生帶著愛妻，各方求治無效，雖然家中經營藥業，即使用最好的藥，仍然諸藥不效，只好求助氣功師調治身體。當該氣功師在婦人腹中，揮手劃過的霎那，婦人就癱了，雪上加霜，怎麼會這樣？為了治婦人的病，家裡原本富裕的財力，也幾乎花光了。

先生迷茫憂鬱的眼神，不抱任何希望，淡淡的說：「想試試看針灸。」坐在診椅上的老婆，頭很暈，心悸，剛從門口走到診間，就喘得厲害，被病魔折騰到不成人形，表情淡漠。

針灸處理

這麼虛弱的身子，要如何下手？如果是因為氣功師的手法，造成了的後遺症，推測該氣功師，可能本身的氣場不純，可能他身上有附體，或有養小鬼，這種邪氣，要請高人處理，我只是個小醫生，無能為力。

但婦人已走投無路，就試一試，引邪氣出口。囟門為天靈蓋，又稱天窗，前人認為是肉體、靈體與異度空間的連結處。婦人的靈體真氣，是否被吸走？或卡到陰？就試著在囟門穴下針，結果會怎麼樣？我沒把握，也不知道後效會如何？至少我針下的氣，是正氣。

針完囟門穴，我有點緊張，等了一下，觀察婦人反應，她只有眼睛睜了一下，還好，沒有什麼不良反應。如果囟門穴可以處理，下一個穴位，應該配鬼窟勞宮穴。但針勞宮穴很痛，我不敢冒險，改為幫婦人按摩勞宮穴。

百會穴是全身氣流交匯處，為一身所宗，百神所會，被稱為萬能穴，補下陷的陽氣上提，針百會穴。針完，我問婦人：「妳還好嗎？我再加針一針，好嗎？」她勉强的笑了一下，點了點頭。

最後一針，就要選重點穴，爭取療效，補元陰元陽，針關元穴，皆輕刺激之後，慢慢增加穴位。心悸，胸悶，喘，原本要針內關穴，但因婦人狀況特殊，改用十三鬼穴的鬼心大陵穴。四肢無力，針合谷、太衝穴，加鬼腿曲池穴。

失眠，針有「神」字的穴位，神庭、本神、神門穴，輪用。補氣血，調脾胃，針足三里、三陰交穴。這些穴位穴數，已是婦人能接受的極限了。每週針灸一次。

第一次針灸完，婦人比較不會眩暈，針3個月後，才見到她的笑容，自己可以敘述病情，但還是不肯加針其他穴位。

處方用藥

先生見愛妻的精神有好一點，好像看到一絲希望，雖然他比較偏向西醫，但我還是建議，最好配合吃中藥，針藥雙管齊下，療效比較快。針灸可以把藥氣帶到病所，和細胞微觀的部分，也可以調節藥氣到沒有神經血管的組織間隙。

第一次處方，先開快樂藥3天，看婦人是否能接受？但先生猶疑，又遲疑，說老婆吃藥很敏感，只要稍微不適應，就會反應很大。不試怎麼會知道？

用炙甘草湯，安心神。用甘麥大棗湯，安魂魄。3天份，用科學中藥。

下周回診，先生說吃藥後，老婆沒有不良反應，睡眠和其他症狀都沒改善，但心情有穩定些。

第二次處方，先處理婦人咳則喘的問題，用科學中藥，小青龍湯，溫膽湯。婦人服藥後，還是喘，但有緩和一些。喉中痰有減少一些。婦人的眼神迷濛漸轉成清明一些。

之後，每周都開不同的處方，因為婦人每次看診都有新的症狀，一直到開了這組處方後，婦人再也不肯讓我改藥，就這樣吃了半年。為什麼她吃了這組處方後，人就舒服了？只能說是，很幸運，那是靈機一動的藥方。

我推測，那時氣功師，在婦人的肚子上，手一劃過就癱了，是不是中焦因此被堵塞著了？使得清陽不升，濁陰不降。

用溫膽湯，8味藥，治大病後，虛煩不得眠，亦治心悸，易驚，膽怯。

用四逆散，4味藥，疏肝理脾，和胃，透邪解鬱。治胃腸神經症。

用失笑散，2味藥，活血祛瘀，擴張血管，增加血流量，散小腸氣及心腹痛，亦治冠心病。

用隔下逐瘀湯，12味藥，緩解平滑肌痙攣，鎮痛，宜病久絡多虛，正虛血瘀，治膈下從肋到臍的大腹，瘀阻氣滯。

竟用了4個方劑，是我開藥方，少見最複雜的處方。

當新冠肺炎疫情剛開始，先生嗅到火藥味，就不讓愛妻來針灸，他自己來幫她拿藥。婦人的病情已有改善，吃飯可吃多一點，體力有好一點，但因為受到病的折磨已久，一直鬱鬱寡歡，足不出戶。

前後治療9個月，雖然台灣當時是疫情的抗疫「模範生」，但先生看到國外疫情沸沸揚揚的，自己身負重任，不敢輕舉妄動，就結束了療程。

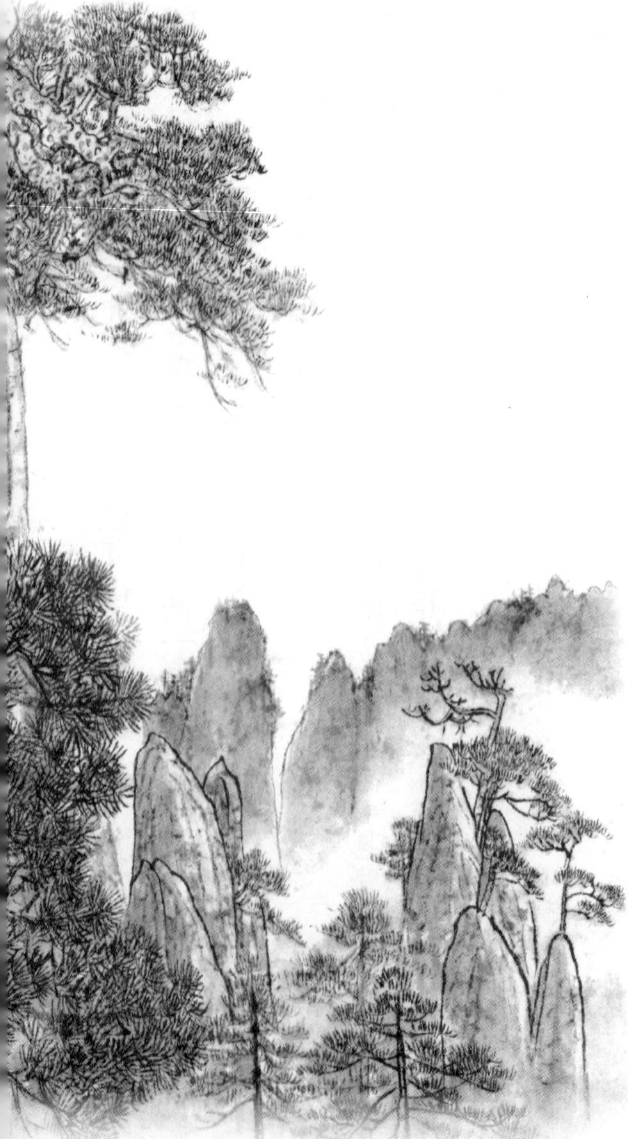

子宮裏的哭聲

佛教說，人要吃三千年的苦，才能得人身，要得到人身，實在不容易啊！生命從另外空間，穿越銀河，跨越時空，來到地球。十惡毒世，想要出世為人，還須先過五關斬六將，誰能逃過手術刀、剪刀，而得以呱呱落地？

一對男女，男40歲，女30歲，正浸潤在新婚的蜜月中。新娘說，倆個人年齡都大了，想早生貴子，所以，從北部來看診。新郎有鼻子過敏，呼吸道寒，腸胃道弱，腰酸，四肢冷。新娘有子宮肌瘤3公分，月經有血塊，行經會腹痛。我說先調身體，為了孩子一輩子的幸福作努力，懷孕時，才能生出健康寶寶。

針灸處理

男士鼻子過敏，針百會、風池、曲池、足三里、迎香穴。加强呼吸道功能，針列缺、合谷穴。顧腸胃，針合谷、足三里穴。補腎，兼治腰酸，針關元、氣海穴。四肢冷，要强心，針内關穴，加合谷、太衝穴。補氣血，針三陰交、足三里穴。

女士調經，針血海、公孫、三陰交穴。雙方為助孕作準備，針百會、中脘、關元、氣海、歸來、子宮、三陰交、足三里、陽陵泉、陰陵泉穴。請新人自行拍關元穴108下。

特別囑咐，勿食冰品冷飲。特別調教要如何行房，要如何助孕的相關事項，一一交待清楚。新人手牽手，快快樂樂，每周來針灸一次。

半年後，新人傳來喜訊，雙喜臨門，雙方家庭，闔家同喜同賀。新娘晉身為小婦人，完全沒有害喜的現象，還問我可不可以繼續作瑜珈運動。我建議她，初次懷孕，前3個月較不穩，最安全的運動是走路，勿激烈運動，勿提重物，減少行房。

小婦人懷孕6周了，小倆口，手勾手，歡歡喜喜，到婦產科作產檢，驗尿確診有孕。當超音波掃瞄子宮時，醫生竟找不到胎兒，小倆口的臉馬上綠了，初為人母人父，急得不知道發生了什麼事？

小胎兒是不是在玩捉迷藏？到底藏在哪兒？醫生怎麼查也找不到，就告訴新娘，她可能子宮外孕，很危險，會危及母親生命，要做手術，中止懷孕。

小婦人恐慌到哭了，打電話來問：「該怎麼辦？」我立即問：「妳有肚子很痛嗎？」新娘說沒有，完全沒有任何不舒服。我再問：「妳有陰道大量出血嗎？」小婦人還是說沒有。

子宮外孕的二個最重要徵兆都沒有，應該還沒急到要立刻做手術。我請她再等一下，想就近介紹一位婦科高明的中醫師給她，但婦產科醫生說情況很危急，她不敢外出。

受精卵的旅程

※卵子存活時間約48小時，精子存活時間約72小時。受精過程約需24小時。

※精子衝到輸卵管，需約1～1.5小時。精子通過子宮頸後，繼續衝，約1小時可達子宮腔，再衝約1～2小時，長途跋涉約18公分的路程，最終到達輸卵管的壺腹，與卵子結合成受精卵。

※受精卵第2天，即受精24小時後，受精卵開始分裂，並以輸卵管的纖毛及肌肉的運動，漸向子宮方向移動。

※受精卵第4～5天，到達子宮腔，在腔內駐留3～4天，做植入子宮的準備。

※受精卵第6～7天，受精卵粘附在子宮粘膜上，準備著床，準備懷孕。著床後，基礎體溫會下降，有些人出現陰道滲出血、腹酸痛、乳房脹痛、乳頭觸痛、感冒等現象。著床後3～4天，即排卵後第10天後，驗孕試紙測出弱陽性。

※受精卵第8天，胚胎鑽入子宮粘膜。

※受精卵第9天，胚胎植入完全，安全降落成功。

※受精卵第10天，胎兒心臟開始跳動。當月經遲來前一周，胎兒已有心跳音。

※受精卵第11天，植入著床處，開始形成胎盤，循環系統與母親接軌。著床後20～30天左右，超音波才能看見小孕囊。

子宮外孕非法寄住地

※受精卵著床在輸卵管，占子宮外孕95%。
※受精卵著床在：子宮頸，卵巢，子宮角，腹腔。
※受精卵著床罕見在：脾，肝，橫隔膜。
※子宮外孕，占懷孕的1%。

為什麼會子宮外孕

※曾做骨盆腔手術：因卵巢囊腫、子宮肌瘤、子宮發炎等原因而做手術，術後器官粘黏。結紮失敗。重做接合輸卵管手術。
※骨盆腔發炎：受到淋病菌、披衣菌感染。性伴侶超過一個以上。不正常性

行為。曾做流產手術，或子宮手術等原因，引發骨盆腔發炎。

※免疫力差。衛生習慣差。常沖洗陰道。過勞。

※輸卵管增生異常組織：因感染、手術、粘黏、疤痕之故，而使受精卵在輸卵管崎嶇不平的路途，通行阻力多。

※患有子宮內膜異位、子宮肌瘤：影響輸卵管功能。

※子宮內放避孕器，吃避孕藥：皆為防止胚胎於子宮內著床。

※體外人工受精的治療：比自然懷孕，患子宮外孕的機率，多3倍。

※曾患有子宮外孕史：復發率高達15%。

※有性傳染病。

※受孕年齡在20歲前的抽菸者，年齡超過35歲者。

※部分患者找不到原因。

子宮外孕的症狀徵兆

※絨毛膜促進腺激素（hcG），48小時濃度成倍成長，為正常懷孕。hcG每隔2天，約呈現1.66倍上升。

※妊娠5周時，hcG應超過1600Iu/ml。如果hcG上升速度慢，下降或持平，可能子宮外孕。

※妊娠2周，超音波即可看到胚胎，如果看不見胚胎，可能子宮外孕，或胚胎萎縮。

※陰道分泌物，像經血，流出水樣分泌物，或流出較深咖啡色血。

※單側骨盆腔下腹痛、悶痛，似子宮收縮痛，痛甚連後背，骨盆腔痛。

※伴有肩頸痛，易噁心，嘔吐，頭暈。類似腸胃不適。

※大小便不適。

※通常妊娠4～12周出現症狀，亦有無症狀者。

子宮外孕輸卵管破裂症狀

※妊娠8周，胎兒長大，脹破輸卵管。
※陰道大量出血。
※突然腹部劇痛，輕微移動就强烈劇痛，無法躺下休息。
※噁心，嘔吐，面色蒼白，吃不下。
※失血過多，心跳加速，呼吸急促，甚至休克，死亡。

子宮外孕的治療

※治療目的：終止妊娠，以免危及母體。
※使用藥物MTX：作化學治療。
※手術：做子宮搔刮術。

藥物MTX的使用條件

※孕婦生命徵象穩定。

※妊娠小於6周。

※輸卵管中的胚胎，小於3.5公分。

※超音波未看到胎兒心音。

※血中hcG濃度小於5000Iu/ml，並持續下降。

※方式：從肌肉組織注射化學藥物，作用在殺死纖毛細胞，阻止細胞分裂生長，摧毀外孕胚胎組織，讓母親自行吸收外孕組織。

子宮搔刮術的條件及作用

※孕婦生命徵象不穩。

※子宮外孕，子宮持續不正常出血。

※使用刮匙，刮除子宮內容物或子宮內膜。

※剖腹，移除單側輸卵管。
※腹腔鏡手術，取出外孕組織。
※用長柄刮匙，刮取胚胎，中止妊娠。

子宮搔刮術的風險後遺症

※子宮腔積血：出血，腹痛，壓痛，反跳痛，陰道不規則出血。長期少量出血，色暗紅，有異味。
※細菌感染：子宮內感染，甚至感染擴及輸卵管、骨盆腔。造成附件炎、盆腔炎、子宮內膜炎、子宮肌炎、輸卵管阻塞。感染嚴重，易致子宮外孕或不孕。
※子宮穿孔：傷到大腸、小腸。大量陰道出血，下腹痛。
※刮術不當：致子宮頸，或子宮內膜受傷、發炎。手術後，出現子宮頸或子宮內膜粘黏，引起月經異常，無經或經少。
※不完全流產：刮術不完全，少量胎兒組織殘留於子宮內，影響子宮收縮，

造成感染、粘黏，或持續出血。
※子宮粘黏：刮除術後，因子宮粘黏，致月經改變或閉經。
※慢性盆腔炎：多次刮宮後，易造成習慣性流產。
※內分泌失調：致功能性失調性子宮出血。
※內分泌突然改變：導致輸卵管運動功能紊亂，月經紊亂，甚至經閉、不孕。

子宮搔刮術後保養

※避孕6個月至一年，讓受傷子宮自我修護功能。
※刮宮術後半個月內，勿盆浴。
※刮宮術後一個月內，勿行房。
※刮宮術後，陰道流血超過一周未停，伴下腹痛、發燒、白帶混濁有臭味，要就醫。
※子宮修復需一個月，要作月子。不正常流產，比自然生產，對身體的傷害

更大。

※刮宮術後3個月，人處在虛弱，要補充營養。

※刮宮術後一個月，禁體力勞動、過勞，勿激烈運動。

※刮宮術後一個月內，勿吃辛辣、生冷食物，勿吹風受涼，注意肚子保暖。

小婦人經過超音波檢查，找不到嬰兒，此時hcG 5900，雖不完全符合MTX注射條件，但醫生擔心母體安危，仍先注射MTX化學藥物，中止妊娠。注射後第3天，hcG竟仍快速上升到8000，表示胎兒仍頑强的，持續正常成長中。醫生再照超音波，仍找不到胚胎。小頑童會不會躲到子宮肌瘤後面？

注射後一周，小婦人陰道未出血，也沒有腹痛。而hcG竟再持續上升到8500。在未完全符合子宮搔刮術條件下，醫生擔心母體安危，決定作子宮搔刮術，中止妊娠，不明究理的小婦人簽下切結書（賣身契？）一切後果，醫生不負任何責任。

醫生用刮匙，像豬八戒用的耙子，刮除子宮內容物。刮出的組織中，才赫然發現，那頑皮的胚子，竟已在子宮內頑強的安全著床，可惜慘死在手術刀和剪刀下！凡是與他這一生有關的人事物，頓時成空。連累上帝，要重新洗牌。

子宮裏傳來胎兒的哭聲，如泣如訴，控訴，入世之程，被攔腰截斷，踢出局。

初為人母的小婦人，哭得簡直死去活來，她的心肝寶貝，就這樣成為手術刀下的亡魂，她聽到胎兒的哭聲，是母子連心嗎？是嬰靈的哭聲嗎？

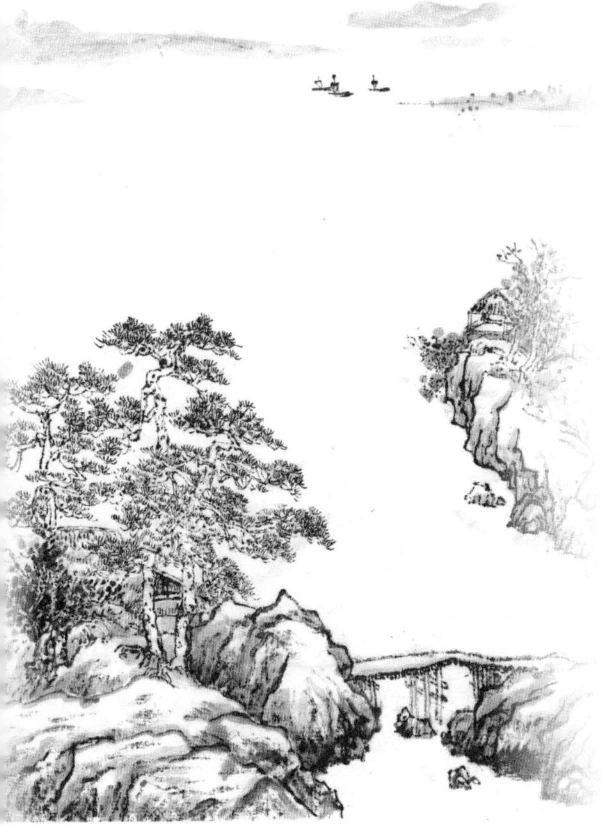

六月雪

1582年，元朝戲曲家關漢卿，著《感天動地竇娥冤》，為雜劇代表作，簡稱《竇娥冤》，又名《六月雪》，是一部悲劇，取材自民間故事《列女傳》中的「東海孝婦」，闡述女主角竇娥的故事。

劇中，有一個地痞流氓，垂涎竇娥的美色，用計不得逞，轉而誣告她用藥毒死人，竇娥因此被判斬首。該劇情節，反映民間疾苦，元代貪污官吏，草菅人命，百姓有冤無處訴的社會黑暗，及政治弊端。

王國維對該劇的評價：「即列之於世界大悲劇中，亦無愧色也。」

劇中，竇娥被斬首，臨刑前，竇娥表明自己的冤屈，悲憤交加，含淚指天立誓三樁：死後將熱血濺白練（高掛的白布），血注上灑，血不沾地，不讓鮮血沾染骯髒之地。六月飛霜（降大雪）三尺，遮蓋其屍。讓楚州大旱3年。以證明她的冤屈。

竇娥的誓願，驚天地，泣鬼神！就在竇娥被斬首之際，果然，血濺白練，霎時，昏天地暗，大雪紛飛，楚州大旱連3年，天地為竇娥的冤屈做見證。

3年後，廉訪使官巡訪楚州，竇娥冤魂向該官，控訴冤情。經查明，真相大白。於是，廉訪使官將黑官革職，將該流氓判死罪。就在宣判完畢當下，頓時，大雨自天而降，解除了3年的旱災。日後，民間以「六月飛霜」、「六月雪」來比喻冤情。

請示老天爺：竇娥一人冤屈，何以讓全楚州人賠上，一起遭受三年旱災？是因為大家明明知道，竇娥的冤屈，卻無人敢為她說一句公道話嗎？是因為大家都縱容惡勢力，讓真相扭曲嗎？

※ ※ ※

昔日的行刑台，今日的手術台，多少竇娥冤，陸續上演「我不殺伯仁，伯仁卻因我而死」的悲劇。

一位45歲家庭主婦，生了3個小孩。有一天，去做健康檢查，發現左乳房有腫塊，診斷為乳癌第一期，醫生建議做切除腫瘤手術，永絕後患。安全起見，手術後，接著做化療，剷除餘毒。

3周後，醫生又發現左乳房，還有一顆腫瘤。於是，醫生做第2次腫瘤切除手術，繼續做化療。

一個月後，乳癌快速惡化成末期癌症，怎麼會這樣？於是，醫生做第3次手術，將左乳房全切除，繼續做化療。婦人簽下所有的切結書，並付了幾筆龐大醫藥費。

一朵盛開的花，就這樣，在短短三個月內，快速凋萎。有如飛來的橫禍，化療的副作用，簡直叫人痛不欲生！

先生從北部帶老婆來看診，老婆才剛坐上診椅，先生就焦急的說：「請醫生救救我老婆，看她還有救嗎？」

先生一邊說，一邊把老婆衣服的鈕扣解開。我請先生等一下，我先把診間的門關起來。著急的先生，也不等我把門關好，就已將老婆上衣的鈕扣，全解開了。

我跟先生說：「你不要這樣急，要顧慮老婆的心理感受。」我一看，驚了一下，請先生馬上把老婆的衣服穿好。當時氣溫才12度C，怕她冷著了。先生又急著問：「我老婆還有救嗎？」

老婆頭髮全掉光，瘦得皮包骨。左乳房像黑沼澤地，她的胸腔、腹腔，全是黑咖啡色，被化療藥物灼傷，有如戰後焦土，就是一個「慘」字，慘不忍睹！

老婆的眼神含恨，冤屈無處訴！當初相信醫生說的，切了就會沒事，結果越切命越薄，薄得好像風一吹，可能就會被吹走了。

切膚之痛的煎熬，那纖弱的身子，怒氣難平，對醫療已產生不信任。即使先生說破了嘴，老婆就是不肯針灸，也不肯吃藥，我也愛莫能助，同感悲痛。

於是，我介紹了北部的醫生，等老婆願意就醫時，就近治療。我特別委婉的請她多珍重，為孩子加油！看的她削弱的身影離去，彷彿「揮手自茲去，蕭蕭班馬鳴。」

※　※　※

一位51歲女士，因子宮肌瘤5公分，子宮內膜異位症，月經量多得嚇人，小便頻繁。醫生建議，將子宮切除，可一勞永逸，永絕後患。醫生用腹腔鏡做手術，將子宮從陰道取出。

手術後，女士原本頻尿，變成漏尿，而且還持續發高燒。經醫生做電腦斷層掃描，發現手術時，將左側輸尿管切斷了3公分，並傷及左側卵巢。

於是，3周後，做第2次手術，剖腹，做左側輸尿管重建手術，將膀胱往上提高3公分，與輸尿管接合，膀胱變成斜的上吊。同時，剖腹時，發現被傷的左側卵巢已潰爛，一併切除左側卵巢。

手術完成，腹部縫合後，再照電腦斷層掃描，卻發現左側輸尿管重建手術，需置放的雙J導管，位置不對。次日，做第3次手術，再剖腹，將該導管位置放妥。女士簽下所有的切結書，並付了幾筆龐大的醫藥費。

單純的子宮切除手術，卻一波三折，一個月內動了三次刀，屋漏偏逢連夜雨。一勞永逸，變成一勞永没。

一年半過去了，剖腹的傷口，橫跨下腹部，傷口已變成纖維化的蟹足腫，連帶周邊肌肉群整日緊繃、脹痛、刺痛，腹痛、胃悶痛的症狀，未曾停止過。會不會是連續手術，造成腸粘黏？

女士飢餓時，胸、胃、心窩就有灼熱感。稍微吃一點東西，就噯氣，想吐。喉嚨常如物梗，卡卡的，食道逆流。大便如羊屎狀，量少而不易排出。常頭脹，頭痛，心悸，有時心跳突然跳得很快。變成眠淺，失眠，多夢，易醒，焦慮，憂鬱。身體緊繃，肩背酸痛，皮膚過敏，四肢冰冷，卻手心熱。

手術後的每一個症狀，如雪花飄零，明明是六月熱天，卻手腳冰冷，這樣的身心「凌遲」酷刑，何時了？主治醫生說，他已盡力了，那是她終生的「功課」，天哪！

這個倒霉鬼，眼巴巴的問我：「醫生，我還有得救嗎？我痛苦得變成憂鬱症，都快撐不住了，熬不過了，好想結束生命哦！」這樣永久性的傷害，這個爛攤子，要如何收拾？我只能盡人事聽天命了。還好，經過4個月的努力醫治，病情轉好，但還有一段好長的路要走。

行刑台上的竇娥，一了百了；而手術台上，千萬個竇娥，一了百不了，一樣的冤屈，不一樣的冤情，向誰訴？

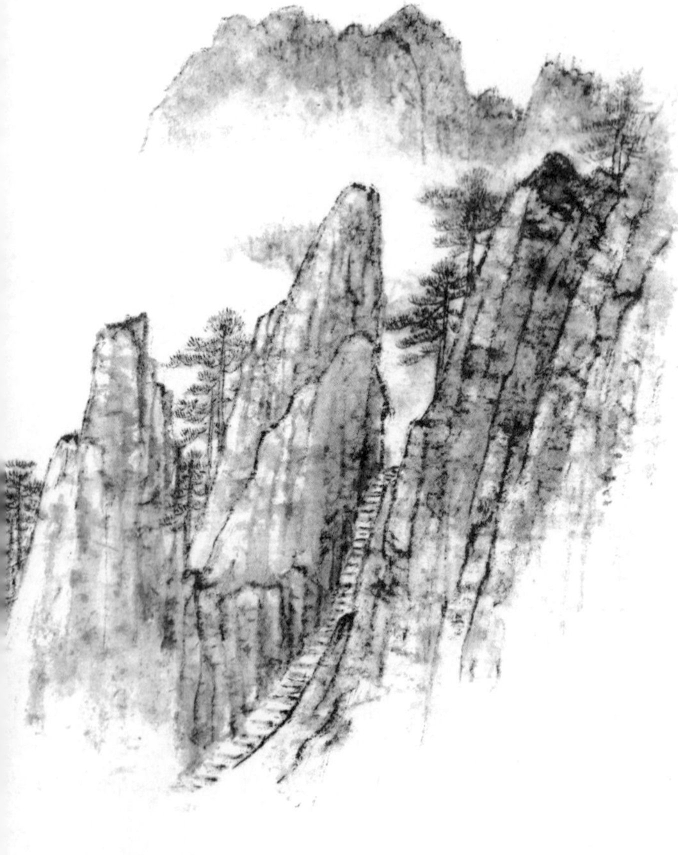

垂鉤不釣魚

人到了中年，才領教到地心引力的厲害：眼皮下垂，嘴角下垂，乳房下垂，心臟下垂，胃下垂，腎下垂，睪丸下垂，子宮下垂，肛下垂（脫肛）。哪一種下垂如鉤，還會鉤拖其他臟器？

一位56歲女士，從浪年輕就在市場做生意，因為浪有商業道德，誠信出貨，顧客穩定的增加，生意日益興隆。一天要站十幾個小時，不是站，就是走。就這樣，站著站著，走著走著，就把歲月走老了。

老闆娘腰酸背痛，是家常便飯，近期下腹墜墜的，以為是搬重物的緣故。之後，陰道好像有東西卡卡的，有時陰道會脹脹的，有時還有白帶。因為生意太忙，又怕看婦科，能拖就拖。

過一段時間，老闆娘會頻尿，一咳嗽，一大笑，尿就會滲出來，稍微跑跳就漏尿。老闆娘以為是自己年紀大了，腎氣虛了，還是沒有去看醫生。

直到有一天，陰道竟有東西掉出陰道口，老闆娘也不知是怎麼回事？雖然很惶恐，還是很怕看婦科。掉出來的肉團，用手還可以推回去，能拖就拖。

拖了3年多，老闆娘的陰道，因脫出物的摩擦次數增加，陰道破皮，尿尿時會刺痛，連走路、坐、站都不舒服。跟先生行房，更是痛苦不堪，有時還會出血。老闆娘知道不能再拖，不得不看醫生了，但仍舊不敢看婦科，怕脫內褲，上檢查床，張開兩腳的陰道檢查，想到就怕怕。

聽完老闆娘的主訴，我告訴她，那是子宮下垂，而且很嚴重了，怎麼那麼會忍？忍到小病變大病了。

什麼是子宮下垂

支援子宮的骨盆腔肌肉、韌帶、結締組織等的支架，都鬆弛了，造成子宮往下掉，往下垂。

子宮下垂的原因

※產傷，尤其是多產、難產，產程過長，胎兒頭部長時間，壓迫骨盆底肌群，致使腹壓升高。

※老化，停經後，賀爾蒙減少。女性7%～10%有子宮下垂，以中老年人居多。

※年老，陰道周圍會陰脂肪減少，生殖器官組織鬆弛。

※產後，體力差，致子宮脫垂，尤以初產、高齡產婦為多。

※陰道外傷。

※先天腎氣不足，先天骨盤結構鬆弛。

※久咳，久氣喘，久便秘，致腹壓升高。

※久站，常提重物，過度肥胖。

子宮下垂分級

※一級：輕度，子宮頸位置較低。

※二級：中症，子宮頸位置接近陰道口。
※三級：重症，子宮頸位置，掉出陰道外。
※四級：最重症，子宮頸，和整個陰道，都脫出體外。

子宮下垂先兆

※腰常痠。
※陰道下墜感，勞累後更甚。
※咳嗽、打噴嚏、大笑、激烈運動後就漏尿。
※漏尿，頻尿，尿失禁。
※行房後小腹痛，性交出血。

子宮下垂症狀

※子宮頸到陰道口約8～10公分，子宮下垂後，縮減至3～4公分。

※下腹異樣下墜，如重物感。
※陰道脹痛感，陰道壁膨出。
※陰道有球狀物掉出。
※長期子宮下垂，摩擦陰部，致破皮、疼痛、感染、發炎。
※頻尿，尿急，尿失禁，排尿困難。平常易漏尿。
※停經患者子宮下垂，5%合併尿失禁。
※便秘，排便困難。
※行房疼痛，性交出血。
※子宮下垂，伴膀胱、尿道、腸子脫垂。
※重度子宮下垂，子宮掉到陰道口外，致行走障礙。
※脾氣虛者，易有倦怠感。

子宮下垂治療

※凱格爾運動，提肛縮陰，訓練骨盆腔、會陰肌肉。

※裝子宮托。一種軟性膠狀物，如手環，裝在陰道內，往上頂著子宮。

※子宮切除。

※子宮頸薦骨後壁固定術。

※骶棘子宮韌膜固定術。

※陰道切除。

※陰道縮狹術，即陰道整型術。

※陰道薦骨後壁固定術。

※陰道懸吊術，預防尿失禁。

※陰道閉合術，術後無法行房。

針灸處理

針灸前請老闆娘先排尿。先疏通督脈，點刺後背的八髎、腰陽關、膀胱俞穴。點刺完穴，改仰躺。

子宮下垂，是陽氣衰，中氣下陷，補陽氣，針百會、氣海、中脘、足三里穴。骨盆腔肌肉群鬆弛，脾主肌肉，健脾，針三陰交、足三里穴。肌肉鬆弛，理應筋已弛，强筋，針陽陵泉穴。年老腎氣虛，腎為作强之官，補腎氣，針氣海、關元穴。

子宮下垂，已拉扯膀胱，影響排尿，調水液代謝，針關元、陰陵泉穴。小腹重墜，針足臨泣、帶脈穴。年老陰道炎，針關元、三陰交穴。肝經繞陰器，調肝經疏泄，針太衝、三陰交穴。

子宮脫垂，針百會、氣海、關元、橫骨、中極、足三里、三陰交、止垂穴。止垂穴位於第11肋下約5.5寸，由鼠蹊部稍內，從橫骨穴兩邊刺入。其中，三陰交穴，針尖到位後，稍退，往陰部方向透針傳感。橫骨穴，向恥骨聯合方向，45度角進針，斜刺。一周針灸1次。

處方用藥

用科學中藥，用補中益氣湯，調節腸胃氣虛，中氣下陷。方中，白朮為帶脈專藥，入帶脈，亦可治腰痠，白帶。

用溫經湯，養血通經。老闆娘已絕經期，病至厥陰，衝任脈虛寒，用以溫經散寒，並治婦人子宮冷。

加枳實，收縮平滑肌、韌帶。

特別囑咐

※自行灸百會、關元穴，一天2次，每次10分鐘。

※做提肛縮陰動作，每天做9或36下，每次維持9秒。

※減少提重物，勿作上下跳躍運動。

※治療期間，暫停房事。

※少食寒性食物水果，勿吃冰品涼飲。

※早上天未亮，晚上天黑後，勿在外運動，以免洩陽氣。

垂鈎不釣魚，釣的是內心的惶恐。針灸吃藥，一個月後，子宮下垂時好時壞。2個月後，老闆娘的眉頭，由緊皺到眉開眼笑，隱疾就這樣暗暗的治好了，老闆娘歡喜的展開人生另一個旅程。

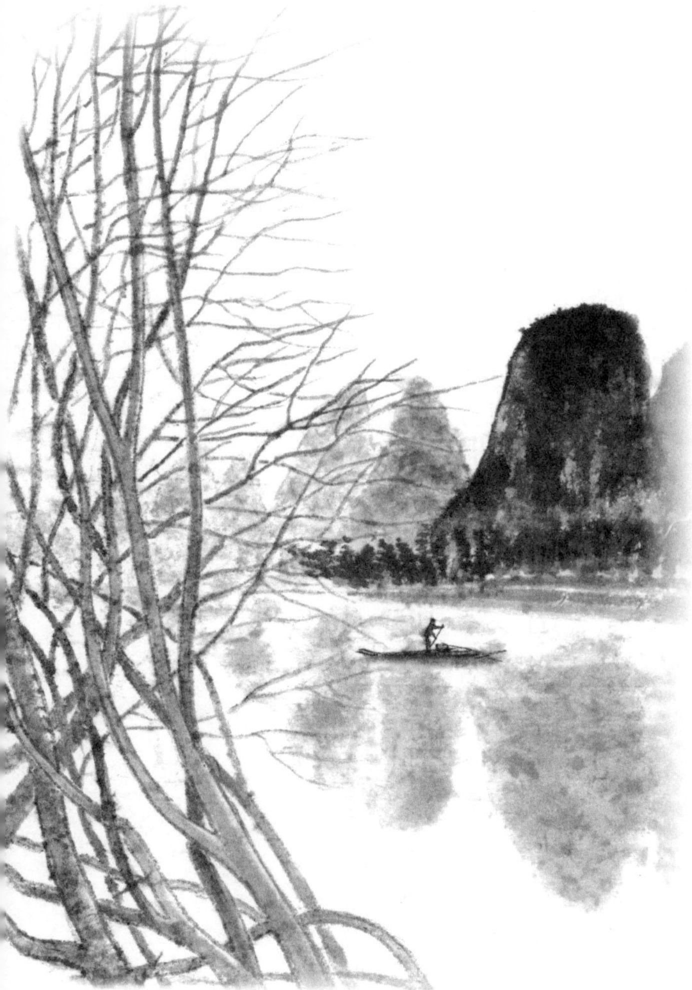

賢愚混世炭和冰

學習的目的是為了什麼？愚眉肉眼，以學癒愚，成為聰明人，讀書終能梯愚入聖，達到外愚內智，大智若愚為上乘。如果遇到這樣的老師，該如何解愚？

通常初診病人，在櫃檯掛號時，我就已開始看診了，從病人的舉動、講話的聲調、步伐、穿著，候診時的坐姿，到面色、面部表情。因為新冠肺炎疫情，都戴著口罩，只能看到眼睛、頭部、耳朵的色澤，等病人走進診間時，瞄一下，就已看完一半了，剩下的，就看病人想要解決什麼身體上的問題。

台灣新冠肺炎疫情，跳升三級警戒，疫情嚴重，我請病人如果不是重症、急症，儘量暫時休息，不要外出，不必來診，所以診所少有病人。

有一位女士從南部來，先填寫初診病歷上，個人的基本資料，一般人大多在5分鐘內，即可填妥。這位女士足足填寫了30分鐘，還讓櫃檯小姐催她，請她有什麼問題，就直接和醫生說明就好。

當這位女士坐上診椅，我看了一下，剛才填了那麼久的病歷表，並沒有寫多少資料，竟寫了半小時。女士第一句話：「我可不可以請男朋友進來，幫忙聽醫生說的話。」她的聽力正常，因為疫情之故，診所空間有限，看診須注意人員分流，所以，除了年幼、年長、身心障礙者，皆無法陪診。

女士初診病歷表上寫的，職業是老師，學歷是大學畢業，47歲。我隨即回應：「很抱歉，因為疫情的關係，無法陪診。妳都當老師了，還須要人陪聽嗎？我講的是國語，不是外語，不是地方語言，妳應該可以聽得懂的。」老師顯得很不安的樣子。

老師長了子宮肌瘤8公分，卵巢有巧克力囊腫，月經出現不規則，月經量很大，經血淋瀝不止，下腹常常痛，很容易疲倦，頭暈，晚上常常睡不好，多夢易醒。看起來，是停經前的症候群。

診療完，我開了二種藥，並向老師說明，調月經的藥粉，照三餐飯後服用。

腹痛的藥粉，肚子會痛時才吃。藥袋外面都有註明病名，服藥法。服兩種中藥，中間間隔半小時，或飯前、飯後分開吃。

老師聽了滿臉疑惑，請我再說一遍。第2次解釋吃藥法。當我問老師：「要不要針灸？可加强療效。」老師馬上說：「好。」但又馬上問：「我要怎樣吃藥？」第3次解釋吃藥法。進針灸房，要開始針灸時，老師又問：「什麼時候吃腹痛藥？我肚子好痛哦！」第4次解釋吃藥法。

我看了看老師，她不是精神受重創的樣子，精神沒有恍惚，眼睛沒走神，也不是强迫症。簡單的吃藥方法，卻一問再問，怎麼會這樣？一陣寒涼從我心底冰到骨頭，這樣的老師要怎麼教學生？小學是啓蒙的重要教育階段，那些被她所教的小孩……實在不敢想下去。

針灸處理

看老師的反應，我深深覺得，處理她的智商和腦力，似乎比調經還重要，因為那將關於，國家未來主人翁的前途和人格教養。

第一針，補腦，針四神聰穴。失眠兼調節自律神經，針神庭、印堂、本神穴。經水淋瀝，陽氣下陷，針百會、氣海、關元、足三里、三陰交穴。囑咐老師，月經量太多時，自行灸百會、隱白穴。千萬不要去打止血針，以免惡血濁毒留在內，易生巧克力囊腫，並使子宮肌瘤加重。

腹痛，可能是經期太長，血海空虛的虛痛，針合谷、血海、三陰交、太衝穴。子宮肌瘤因不是立即性的急症，可待月經問題緩解再處理，或等停經之後，子宮肌瘤可能自行萎縮，以免一次針太多問題，反而干擾當前急症。

還好，老師不怕針，針灸完，她的眼神閃爍有光，老師隨即又問：「我該先吃那種藥？」我第5次解釋吃藥法。

針灸出針後，老師到櫃檯領藥，又問小姐：「要怎麼吃藥？」見狀，我乾脆用紙把吃藥的方法寫下來，第6次說明服藥法，並請老師讀讀看，老師看了5分鐘，我問她：「妳看懂了嗎？」她點了點頭離去。

因為疫情嚴重，我介紹當地醫生給她，就近治療，減少搭車。10分鐘後，已離去的老師，折回來，問：「我還能生小孩嗎？」我回答：「老師目前是停經症候群，月經紊亂，懷孕的機率很低，而且妳已47歲，高齡懷孕也有一定的風險。」老師聽了，滿臉沮喪。我隨即說：「只要有排卵，就有可能懷孕。」老師聽了，又雀躍的離開。

第2天是假日，第3天，老師來電，問：「我的肚子不會痛了，還要吃腹痛的藥嗎？」第7次解釋服藥法。之後的一週內，老師打了4次電話，問我一樣的問題：「我還能生小孩嗎？」連4次，我的答案都是一樣，如她來診時的答覆。

想著老師的背影，雖然她人善良，卻讓我內心沉重，傷痛！我們的教育？我們的孩子？冰山一角，好冰的一角！

俯首聽命

世界上有一種特異功能，叫宿命通。歷史上，許負、諸葛亮、鬼谷子、劉伯溫……等等，都是有名的算命大師，都有預知未來的能力。

《增廣賢文》：「命裡有時終須有，命裡無時莫强求。」聽天由命，生死有命，福禍有命的宿命論，成了一種人生觀。

《莊子》：「知其不可奈何，而安之若命，德之至也。」唐朝王勃：「君子安貧，達人知命。」先賢教導後人，樂天知命，安身立命，了身達命，知命不憂，別疲於奔命，是不是也是一種人生觀？

一對小倆口，夫29歲，妻27歲，剛結婚不久，就被急著抱孫的父母，耳提面命，要儘早傳香火。老實的先生，賢慧溫柔的妻子，同舟共命，都對父母的指令，拱手聽命。小倆口都還那麼年輕，生小孩應該很容易吧！

就在覺得事情很容易時，事情就變得不容易。一年過去了，春去秋來，妻子的肚子靜悄悄的。家財萬貫，卻地廣人稀。這下子，小倆口慌了，等不及了，就選擇做人工受孕。夫妻倆經過精密儀器，徹底檢查一番，倆人都沒什麼生理上的生殖問題，受孕條件很好，受孕機率很高。

就在受孕機率很高的歡喜中，受孕機率卻降到零。夫妻倆連做5次人工受孕，那個子宮就是倔强的不肯就範，不做生產工作。3年空度過，高科技幫不了，沒辦法了，只好找中醫試試。

通常治療不孕症，都是夫妻雙方一起調，不論問題出在哪一方，至少先把雙方健康狀態調好，才會生出健康寶寶。

先生患有鼻子過敏，食道逆流，腰易酸，尿泡泡很多。先生鼻子過敏若沒處理好，很容易遺傳給小孩，小寶貝易感冒，會讓父母常搞不清楚，小孩是過敏還是感冒，如果是過敏當作感冒治，小寶貝的呼吸道、腸胃道，就會變得更脆弱。

老婆月經量很多，血塊很多，痛經很厲害，月經顏色深紅，經期7～8天。因懷孕一直不順利，抑鬱，失眠。

老婆做過人工受孕後，體重由63公斤，一路橫向發展到75公斤，臀部和大腿特別圓肥厚，是昔日婆婆找媳婦的最佳相貌，這種身材容易生很多孩子。天賜的良緣良機，怎麼機就不運呢？

針灸處理

先生鼻子過敏，針百會、風池、曲池、合谷、迎香穴。食道逆流，針中脘、內關、公孫、足三里穴。腰酸，尿泡泡很多，針陰陵泉、太谿、關元、中渚穴。增加精蟲品質，針氣海、關元、三陰交穴，其中先針關元穴，針感直達陰莖，再針其他穴位。自行灸命門、腎俞穴，各10分鐘。早晚空掌拍關元穴108下。

妻子月經量多，肝的疏泄不良，針血海、三陰交、行間、百會穴，或補三陰交、陰陵泉穴，自行灸隱白、大敦穴。行經血塊多，氣滯血瘀，針血海、三陰交穴。經行腹痛，少腹循環不良，針合谷、血海、三陰交、氣海、足三里穴。

失眠，針百會、印堂、神庭穴，皆由上往下針。肝氣鬱結，針太衝、陽陵泉穴。增加子宮內膜功能，以備孕胎，此由雌激素所主，要補腎，針關元、太谿穴。不孕，針內關、氣海、關元、中極、胞門、子戶穴。每周針灸一次，另服科學中藥，並交代應注意事項。

家中為了讓老婆安心調理身體，只讓她做輕鬆的工作。隨著日子的過往，先生病皆痊癒，非常健朗。老婆的月經也打理得差不多了，一切正常，只有肝氣鬱結還是難解。每次行房都是為了生子，壓力很大，完全無法享受魚水之歡。我勸他們，好好享受房事的樂趣，雙方高潮，更易受孕。

夫妻雙方一切就緒，只欠東風，那東風卻遲遲未入門。每次月經來，老婆的臉拉得比馬臉還長，嘴翹得可以掛豬肉了。已1年8個月了，送子觀音不知道送到哪兒去了？

我也百思不解，該用的藥都用了，該針的穴位都針了，該注意的事項，他們也都做了，怎麼都不見效？黔驢技窮，江郎才盡，真是難堪哪！

正好，我去進修易理針灸課程。在課堂上，我特地把這對夫妻的案例提出，請老師批一批他們的八字。三位易理老師，結論一致：這對夫妻，兩年後才會有孩子。其中一位醫生老師說，如果將實情告知患者，可能患者就不再來看診了。

等這對夫妻來門診時，基於醫學道德，不要浪費他們的金錢和時間，也不要老是卡在「怎麼又沒懷孕」的落空中折磨，我將老師所評斷的實情告知他們。

夫妻倆聽了，臉都綠了，一陣漠然，妻子反應：「還要等那麼久？」為了得一子，竟要等7年，先前那些努力，精神折磨和金錢，不都白費了嗎？早知道就花一千元請人算命，何苦來哉呀！

人就是人，按捺得住嗎？果真如老師所言，夫妻倆從此無影無蹤。

這件事，我早已忘了。可就在一個下著大雨的午後，有一位先生來到診所，並非來看診，只說要找醫生。當他走進診間時，一看是那位先生。我非常驚訝！真的，如易理老師所說的，2年後，他們果真生了一個小女孩，先生提著一盒彌月蛋糕來分享喜訊。

「不管科技多發達，醫學理論多浩瀚，醫術多高明，人事多盡心，在「命」的雄偉殿堂裡，最終只能盡人事聽天命，俯首聽命。

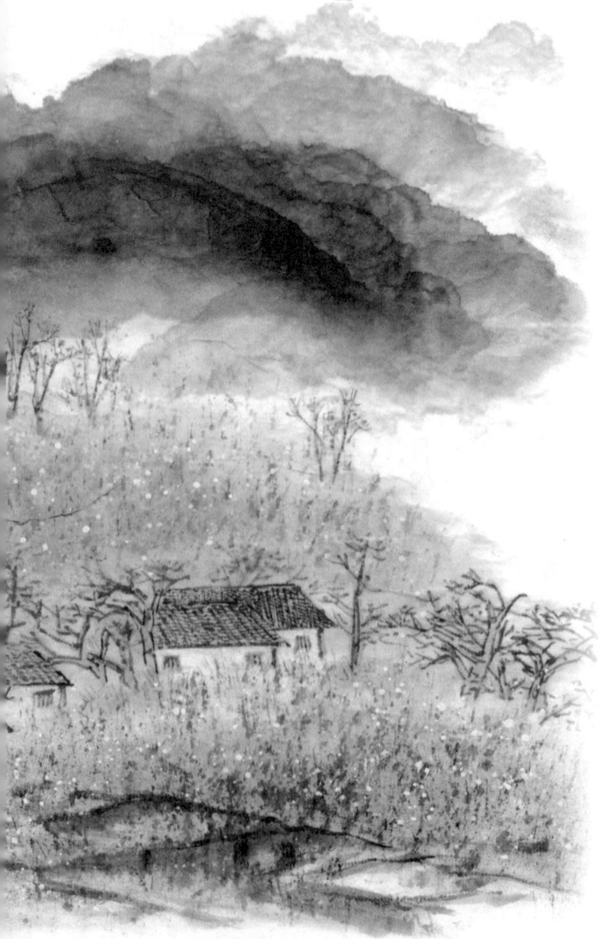

每個人都有自己的淚要擦

每個人都有自己的淚要擦，且看：
柳永的「執手相看淚眼，竟無語凝噎。」
范仲淹的「將軍白髮征夫淚。」
劉禹錫的「淚痕點點寄相思。」

一位50歲的董娘，年輕時和先生篳路藍縷，白手起家，成立一家國際貿易公司。董娘是先生的賢內助，也是公司的山海關，公司大大小小的事，只要有她一把罩，都能逢凶化吉，化干戈為玉帛，精明能幹，事業有成，小霸一方。

董娘因為多年的乾癬症，加上更年期，十分困擾。在公司作業一切上軌道後，從崗位上退居幕後。

二十幾年來，董娘的乾癬，都在西醫皮膚科打轉。有一次跟著朋友，從北部來看診。董娘的整隻手，整條腿，和頸部，像鱷魚皮一樣粗糙，部份皮膚呈一塊塊魚鱗狀紅斑，好像一不小心，就會皮屑紛飛。還有鼻子過敏，膝蓋痛，飛蚊症，眼睛乾澀，左眼比右眼小，左眼眼皮有點下垂，常呃逆。

董娘怕冷又怕熱，一到冬天，四肢冰冷，立即變成慘白或紫色，唇色雪白，即雷諾氏症，有時全身發熱。因為月經紊亂，小腹常悶脹痛，睡眠常被一陣潮熱盜汗驚醒，還有間質性肺炎。

董娘敘述完病情，已眼眶掛著淚，一場無休止的「癬」境抗戰，人生多風雨啊！

乾癬是什麼

※乾癬不是癬，是一種慢性皮膚發炎病變，皮膚角化性疾病。是一種免疫系統失調的疾病。

※也是一種全身性疾病，是復發率高、頑強的、難纏的病。皮膚呈現乾燥、

紅斑、脫屑、發癢等症狀，不會傳染。

※男女發生率相同，女性好發於青春期、更年期前。男性好發於20～30歲，60歲後是另一高峰。

※台灣乾癬發生率0.5%，多發於20～35歲，3歲以下較少見。

※台灣目前約有10萬人患乾癬，至今無法根治，只能控制治療。

乾癬的特徵：

※由於免疫系統過度活躍，訊息錯誤，以致出現自我攻擊，攻擊正常系統。

※一般皮膚細胞20～30天更新，受到免疫攻擊的皮膚細胞，生命周期7天。

※表皮細胞成熟不完整，新皮膚細胞加速增長，角質異常，代謝太快。

※表皮有多形性白血球聚集，表皮細胞一層一層堆積，以致皮膚發炎，出現界限清楚，增厚紅色斑塊，或潮紅丘疹，漸擴大範圍。

※斑塊上覆一層白色鱗屑，輕輕剝，老皮細胞持續片狀，屑如銀白雲母狀般，

嚴重脫落，故稱銀屑病。

※皮膚下為光滑均質紅斑，屑剝盡，會出現排列規則的小紅點，是擴張的真皮微血管，點狀出血。

乾癬的病因：

乾癬是如何產生的？仍在研究中。

乾癬的紅斑是某種病對血管的攻擊，脫屑是某種病對表皮的攻擊。為何產生反覆攻擊反應？至今成因不明。只能推測：

※遺傳：父母一方患乾癬，子女得病率8.1%。父母雙方得乾癬，子女得病率41%。

※外傷：皮膚受外傷、抓傷、摩擦傷，開刀傷口，外傷手術縫合處。

※感染：喉部感染鏈球菌，易誘發滴狀乾癬。

※藥物：類固醇，抗瘧疾藥，心臟病藥，降血壓藥，賀爾蒙，情緒安定劑的

鋰鹽。

※內分泌：青春期、更年期女性，發病率較高，孕期改善。

乾癬種類：

※一般性乾癬：俗稱銀屑病，占乾癬90%以上。

特徵：皮膚出現界限清楚的紅色斑塊，上面附著銀白色像魚鱗一樣的皮屑。

好發部位：常見頭皮、耳後、手肘、膝、指甲。次見於四肢、軀幹、龜頭。

※滴狀乾癬；外觀與一般性乾癬一樣，常在呼吸道，遭鏈球菌感染後，突然出現許許多多的病灶，在四肢、軀幹，大小多在1公分以下，或約0.1～1.5公分，好發於年輕人、小孩子。

※紅皮型乾癬：全身皮膚泛紅，大量鱗屑脫落，易發燒，因大量蛋白質流失，致下肢水腫。水份流失，造成心肺功能負擔增加。易繼發性導致感染。或因脫水，致電解質不平衡。心、肝、腎功能異常，全身不適症狀。

※膿疱性乾癬：長在指端、手掌、腳掌、足底的乾癬，中性的白血球聚集，紅斑上有黃色無菌性膿疱，常伴有發燒、倦怠感症狀，嚴重時乾癬泛發侵犯全身，要接受特別的治療。

※皺折處乾癬：長在四肢的乾癬。

乾癬與他病的誤區：

乾癬的表現，變化多端，每個人都有自己的型，不一定都是典型呈現。

※長在頭部的乾癬：與脂漏性皮膚炎難區別。

※長在手足的乾癬：像手足濕疹，部份身體病變，有的像慢性濕疹（牛皮癬），或體癬。

※長在指甲的乾癬：誤為甲癬的灰指甲。

乾癬確診指標：皮癬患處，稍刮去皮屑，輕微出血。

乾癬的風險：

※患肥胖症、高血壓、心臟病、糖尿病，是正常人的2倍。

※嚴重的乾癬，心肌梗塞是正常人的3倍。

※乾癬症狀，輕者夏天好轉。重者紅色斑塊遍全身，造成剝脫性皮炎。75%患者易復發。

※乾癬患者有10%～20%，發生乾癬性關節炎，關節發炎腫痛。

※乾癬易伴隨關節炎、肥胖、高血脂、代謝症候群、心血管疾病、糖尿病、自體免疫病（如克隆症）、指甲病以致指甲變形、憂鬱症。

※乾癬常用腎上腺皮質素來治療，短期見效，但易上癮。一旦停服後，乾癬即復發，而且變得更嚴重。並且久服腎上腺皮質素，易致高血壓、糖尿病、微生物感染。

凡走過必留痕跡。董娘不敢奢望乾癬治癒，但求平安就好。不然每天都被「皮鞭」，難以見江東父老，苦不堪言。這麼難纏，頑固又久不癒的病，要從哪裡下手？肝主疏泄，主解毒，又主情緒，肝為將軍之官，就請肝將軍為首，出戰群雄。免疫系統的運作，大部在腸道進行，腸道菌群若紊亂，會不會就引起免疫系統的訊號紊亂，飛彈不打敵人，誤導而打自家人。怎麼會這麼荒謬？

針灸處理：

肝的疏泄，兼治董娘情緒振盪，和更年期症候群，針三陰交、行間、太衝穴。肺主皮毛，長在皮膚表面的病，取肺經，並藉以宣通發表，兼治董娘的間質性肺炎，針中府穴。促進血液循環，帶走代謝物質，防心血管疾病，兼治董娘的胸悶，針膻中穴。

皮病多與風邪有關，感冒易引發乾癬，或加重乾癬症狀，兼治鼻子過敏，針百會、風池、曲池、合谷穴。重鎮基地，調腸胃，理中焦氣機的升降，避免菌群紊亂造反，兼治呃逆，針中脘、內關、公孫、足三里、三陰交穴。

乾癬症視為血毒、血瘀，針曲池、血海、三陰交、築賓穴。之後，加針眼睛乾澀，針睛明、攢竹、太陽穴。眼睛小而無力，針絲竹空透魚腰穴、攢竹透魚腰穴。膝關節緊脹，針伏兔、膝眼、陽陵泉穴。

儘量每周針灸一次，隨證加減。請董娘自行按摩曲池、血海、三陰交穴，每次36下。

特別囑咐：

※每天曬清晨、傍晚太陽，10分鐘，勿久曬，易曬傷。

※少食冰品冷飲、發物、牛奶、帶殼海鮮、芒果、南瓜、竹筍、芋頭、花生、麵包、糕點。堅果類在發作嚴重時亦勿食，太多的脂肪易促進發炎。

※皮膚太乾燥，用豬油伴飯吃。

※頭部乾癬，脂漏性皮膚炎，用新鮮豬膽汁，留在頭上5分鐘，再沖洗乾淨。

※減少皮膚造成傷口，避免被蟲咬傷、割傷、跌傷。

※晚上11點前入眠，穿棉質透氣良好的衣服。

※皮膚癢時，用手拍，勿抓，會越抓越癢，把真皮抓破，組織液滲出，會感染其他好的皮膚。抓破皮的傷口，易感染細菌。用天羅水噴左手手掌心、印堂、頸部大椎穴，再噴患處。

※拍肘窩、腋窩、膝膕窩，每次36下，有助淋巴系統排毒。

※手腳冰冷，雙手用力撐開9秒，用力握拳9秒，連作5次，手就溫暖了。雙腳趾用力撐開9秒，用力抓地9秒，連作5次，腳就暖和了，也可踮腳尖36下。

皮膚病沐浴法：

※洗澡時，水溫勿太燙，很熱的水洗起來很痛快，有止癢作用，但晚上就會讓人癢到睡不好，因為熱水把表皮的脂質洗掉，皮膚變乾燥了。35度C最適宜。

※勿洗冷水澡，勿泡澡，勿洗三溫暖。

※洗澡時間勿太久，勿洗有香味的香皂，勿洗沐浴乳、洗髮乳。

※只用清水洗，會洗不乾淨。用鹼性肥皂，洗衣服用的那種。先把身體打濕，手搓肥皂出泡沫，用泡沫抹全身後，即沖洗掉，全程應該5分鐘左右。

※洗完澡，勺子注溫水，加二滴綿羊油，或嬰兒油、橄欖油，滴入勺子水中，混伴後，輕拍全身。勿用乳液擦身子。

董娘前3個月，每周針灸1次，之後，2周針1次。皮膚時好時壞，至少最壞狀況，還能承受。因為病情改善，也把董事長老公帶來，看腸胃脹痛，容易疲倦，和常腰酸等問題。

有一次，董娘單獨來門診，見到我就眼眶紅，我問她：「妳怎麼了？妳還好嗎？」我的話剛落下，董娘還未開口，淚水就先嘩啦嘩啦的落下來，女強人流淚，傷心為了誰？

原來自從董娘退居幕後，女秘書近水樓台，董事長感情外洩，春心盪漾，老房子著火，火勢猛烈，紙包不住火。

董娘經多方追查，證據確鑿，簡直不能接受，一起同甘共苦，白手起家的人，那個世界上最好的男人，怎麼可以背叛她？雞皮疙瘩掉滿地，悲從中來，不能自已！我握著董娘的手，輕撫她的肩膀說：「惜惜哦！」

停了一下，我說：「妳先穩定妳皇后的地位，事業有成的男人，難免逢場作戲，妳看妳情緒太激動，乾癬變差了。」怒氣把董娘的眼睛都氣突了，睜眼怒目，看起來很嚇人！

家有賢妻，男人不會橫事。東窗事發後，女秘書辭職了，但餘波盪漾如浪千重。

董娘說：「老公都承認了。」我很驚訝的回應：「妳的男人真不錯，敢作敢當。會認錯的男人不會飛的。我建議妳，就當作人生的小插曲，最好以後不要翻舊帳，以免影響日後感情。」

說的簡單，破鏡的重圓，卻留下疤痕，疤上充滿著玻璃刺，一不小心就被刺傷。

為了維持家庭幸福的形象，老公外遇的事，董娘連自己的父母、姊妹、閨中好友，都不敢透露信息讓他們知道。她只敢對我說，我變成董娘的福德坑（垃圾坑）。近半年，每次門診，董娘都在為此哭訴，不能釋懷。如何是好？

轉個彎，我問董娘：「不然，妳要怎樣？這樣的事，古今中外，此時此刻，全世界很多的角落，都在發生與妳同樣的事。總要找個出口，走出去，解脫自己。」董娘的不甘願，打碎了姻緣的和諧。董娘的猜忌心，打砸了幸福的未來，以後的日子要怎麼過？

有一次門診，董事長的胃病加重，事業壓力加上家庭風暴，沉重啊！他說他已盡力彌補過錯，很無可奈何的苦笑！

看完診，先生先去開車來接老婆。董娘在等候的空檔，又向我傾訴內心的痛苦，我問董娘：「難道這件事，沒有妳要負責，要檢討的地方嗎？」董娘一臉無辜的樣子，任勞任怨，體貼入微，要檢討什麼？

轉個念，我說：「可能是妳前世欠先生的，妳曾經外遇，也這樣對待過他。或可能是前世欠那個女人的，妳曾經搶過她的男人，也這樣傷害過她。一次把情債還完。」董娘無法接受，因果輪報的說法。

要怎麼樣才能解脫呢？我說：「女人的感情要獨立，不要作感情的奴隸。妳的幸福，不是只有先生愛妳時才幸福。先生愛著妳，又出軌，妳的天就崩下來。不論夫妻感情多好，不論有沒有人愛妳，妳都可以感情獨立。」

「精神層面不限於夫妻情、男女情。要和自己和好，真實面對自己，自己的幸福自己掌握，不是全掌握在，另一個男人對妳忠不忠。」董娘在旁，掛著淚眼，靜靜的聽著。

「妳愛他，是妳對自己感情的負責，至於他愛不愛妳，是他的事。而且目前看來，先生已回心轉意，妳就放他一馬。妳霸氣，又小心眼。藉這件事，正好整理整理自己的人生，妳是妳自己最大最殘忍的敵人。一年多了，還不放過妳自己。」

「要好好愛自己，面對畸形的世俗，和扭曲的誘惑，男人女人都是受害者。世界上沒有後悔藥，趕快覺醒吧！」董娘又是一串串情淚，滴滿襟。

2年多過去了，董娘的皮膚病還算平穩，只是常隨心情小發作。更年期平安過。但淚珠滴盡，愁難盡。在安靜的夜裡，只有無聲的啜泣。雖然來診時，董娘面帶微笑，笑了臉，卻笑不了心，尤其是夫妻倆同診時。

董娘的人生，外遇強震30秒，餘震一輩子，越走越孤獨，越活圈子越小，不知該怨誰？

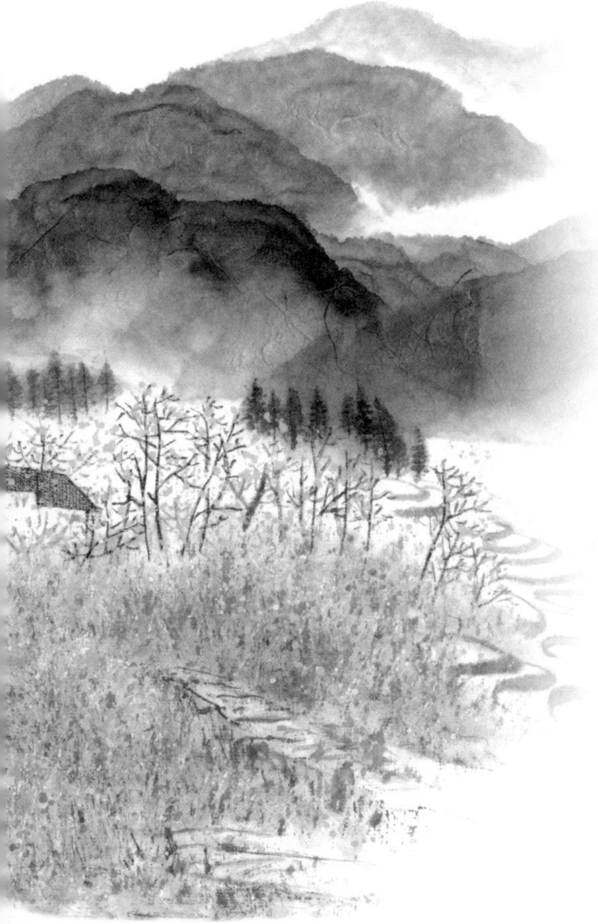

國家圖書館出版品預行編目 (CIP) 資料

八面當風 : 絕處逢生 / 溫嬪容著 .
--[臺北市] : 博大國際文化有限公司 , 2022.02
324 面 ; 14.8 x 21 公分
ISBN 978-986-97774-5-2(平裝)
1.CST: 中醫　2.CST: 病例

413.8　　111001564

八面當風——絕處逢生

作者：溫嬪容醫師
編輯：黃蘭亭
美術編輯：吳姿瑤
封面設計：林彩綺
內頁插圖：古瑞珍
出版：博大國際文化有限公司
電話：886-2-2769-0599
網址：http://www.broadpressinc.com
台灣經銷商：采舍國際通路
地址：新北市中和區中山路 2 段 366 巷 10 號 3 樓
電話：886-2-82458786
傳真：886-2-82458718
華文網網路書店：http://www.book4u.com.tw
新絲路網路書店：http://www.silkbook.com
規格：14.8cm × 21cm
國際書號：ISBN 978-986-97774-5-2 (平裝)
定價：新台幣 370 元
出版日期：2022 年 2 月
